ISBN : 2-7384-8851-X

# LE DÉSARROI HOSPITALIER

***Collection Psycho-Logiques***
*dirigée par Philippe Brenot et Alain Brun*

Sans exclusives ni frontières, les logiques président au fonctionnement psychique comme à la vie relationnelle. Toutes les pratiques, toutes les écoles ont leur place dans Psycho-Logiques.

## Dernières parutions

Jean-Marie ROBINE, *Gestalt-thérapie. La construction de soi.*
Nathalie GIRAUDEAU, *Le sida à l'écran.*
Evelyne BERTIN, *Gérontologie, psychanalyse et déshumanisation...*
P. A. RAOULT (sous la dir. de), *Souffrances et violences : psychopathologie des contextes familiaux.*
Mathieu BEAUREGARD, *La folie de Valery Fabrikant.*
Geneviève RAGUENET, *La psychothérapie par le conte.*
Michèle DECLERCK, *Le schéma corporel en sophrologie et ses applications thérapeutiques.*
Françoise MAURY, *L'adoption interraciale,* 1999.
Nicole LEGLISE, *L'enfant du milieu ou comment être seul dans une fratrie de trois*, 1999.
Noureddine BOUATI, *Chronopsychologie des personnes agées,* 1999.
Chantal HURTEAU MIGNON, *L'Émergence du Magique dans la Pensée*, 1999.
Henri PERRET, *Traitement d'une crise en milieu professionnel et associatif*, 1999.
Pascal LE MALÉFAN, *Folie et spiritisme*, 1999.
Loïck M. VILLERBU, Jean-Claude VIAUX, *Expertise psychologique, psychopathologie et méthodologie,* 1999.
Béatrice GAILLARD, *Actes délictueux violents*, 1999.
Néjia ZEMNI, *Chronique d'un discours schizophrène,* 1999.
Valérie PIERRE, *Anorexie, la quête du vide et de la transparence,* 1999.
Dr Jean-Louis ROY, *Hypnothérapie digestive,* 1999.
Charles BOUAZIS, *Psychanalyse et lien social*, 1999.

Michel RENAULT

# LE DÉSARROI HOSPITALIER

*Patients et thérapeutes*
*en mal de parole*



L'Harmattan
5-7, rue de l'Ecole-Polytechnique
75005 Paris - FRANCE

L'Harmattan Inc
55, rue Saint-Jacques
Montréal (Qc) – Canada H2Y 1K9

A la mémoire de Serge LECLAIRE

*« Comment donc raviver en ce système la vivacité de la fonction symbolique ? C'est la question qui devrait se poser à tout citoyen-sujet, et que le psychanalyste-citoyen aurait honneur à soutenir »*

*Ecrits pour la Psychanalyse 2*

# SOMMAIRE

# I

# HOSPITALISATION ET FILIATION

*Préliminaire*

*L'institution hospitalière a revêtu, depuis ses origines, avant l'ère chrétienne, une signification symbolique. Si le soin du corps était l'une de ses préoccupations, celle-ci demeurait subordonnée à un pacte de reconnaissance. Aujourd'hui nous appelons hôpital un lieu où les sciences biomédicales prédominent. Pourtant leur visée est indépendante des obligations séculaires de l'hospitalité ou de leurs dévoiements. De quel pacte de jouissance et de souffrance dépendra demain la relation soignant-soigné ? Sans doute laboratoires, services de soins, blocs opératoires ou salles de réanimation vont-ils poursuivre leur activité. Au nom de quel idéal ? Celui, traditionnel, d'une adoption temporaire des sujets affaiblis ? Ou celui de l'expansion des techno-sciences ?*

# 1

## Pour introduire à la non apparence

Le nom dont un père a désigné ce corps n'apparaît en aucun point de son étendue. Il a fallu, pour l'inscrire, un registre qui soit extérieur à sa chair. Cette surface d'officielle écriture fut d'ailleurs longtemps inaccessible à ses perceptions d'enfance comme elle restera en archives après la clôture de ses paupières, si bien qu'elle constitue, indépendamment de ses formes vivantes, le mémorial de son être. De même, ce qui atteste l'humanité de ce gisant, échappe à nos yeux, à nos mains. Les vocables exprimant les acquis de sa lignée et l'identité, attribuable à son corps, sont matérialisés ailleurs, aux basses fréquences des mémoires ou sur le papier des imprimeurs. Il existe pourtant quelque chose de commun entre les inscriptions dispersées et les souvenirs d'énonciations qui ont concerné ce malade ou le concerneront encore. Ce sont les événements de langage. Leur capacité de sens échappe aux grandeurs, proportions ou mouvements. Si bien que nous ne pouvons réduire à ce que donnent à en voir les mesures, la condition de cet être vivant. D'ailleurs, en le désignant, son père, sa mère, le vouaient au non mesurable, à un univers de significations dont les unes s'avéreraient universelles, les autres particulières, certaines, énigmatiques comme un songe. A côté d'eux, écrivant sous leur dictée, l'officier d'état Civil accordait-il à cette frêle apparence quelque simple brevet de vivant ? Ou inscrivait-il pour un nouvel être parlant, sa capacité de destin ? De cette réalité du langage, l'homme qui attend devant nous est devenu l'ambassadeur sans latitude. D'autres lèvres que les siennes ont inauguré, à son insu, l'obédience où le tiendrait une grammaire qui puisse dire sa vie. Mais parlerait-il ? D'où tenir pour certain qu'il deviendrait énonciateur à son tour ? Question en suspens. Quand le père fait au fils oracle d'humanité, ce qui donne raison à l'ancien, le futur existant l'ignorera toujours. Et ce qui fonda son pari, l'ancien n'en saura jamais rien. Semblables à l'aveugle des rues qui suppute l'aspect de sa carte, ils s'accommodent tous les deux de l'incertain. L'un a espoir seulement dans l'obscurité de son espérance, qu'à l'inscrire pour l'autre comme certitude, il mériterait son amour.

Pour l'instant, devant nous, voici ce corps paralysé par la souffrance, muet de fièvre ou privé de conscience. Il s'est absenté de la scène même de son histoire, nous laissant seulement voir et toucher ce qui apparaît immédiatement de lui. Cependant, ces tissus tramés de lymphe et de sang demeurent les indices d'une existence assujettie à la parole, telle la tunique qui, dans la loge délaissée par l'acteur, n'en dépend pas moins d'un texte ineffacé. Est-il un homme hospitalisé qui ne soit d'abord fils ou fille d'une lignée ? Un seul embryon qui ne soit destiné à l'être, un grabataire évanoui qui ne le demeure ? Nulle humanité qui ne procède, précisément, de cette institution ordinale des naissances. Hors son imposition symbolique, ne subsistent que présences nomades au sein des espèces vivantes, dans un règne dont l'inscription et la lettre de créance sont exclues. Ce monde a existé, il peut faire retour. Il serait alors post-humain, par oubli, ou reniement des filiations, comparable à celui dont les langues pré-homériques désignaient la servitude sans espoir de l'esclave, le monde de « doulos » qui voulait dire la douleur de l'instrument humain. Mais si ce malade fait réellement partie d'une société d'hommes libres, une disposition convient autant aux empêchements de son corps qu'à la faiblesse de sa volonté. Il s'agit de ce pacte de parole qui, comme pour tant d'autres auparavant, va constituer pour lui « hospitalisation ».

Citons d'abord à comparaître le vocable ancien des brahmanes issu d'une tradition millénaire, parvenu en Asie Mineure, puis aux confins de l'Egypte, familier plus tard de la Grèce et de l'Empire romain, inclus aujourd'hui dans la plupart des langues européennes. Ce terme de PATIH, à peine modifié dans la diachronie des usages, a produit en français les dérives exprimant l'idée d'hospitalité [1]. A l'origine PATIH signifiait la constance unitaire d'un homme : celui qui demeure identique à lui-même. Il s'agissait d'une permanence investie par l'entourage comme pôle identificatoire. Le sanscrit attribuait à ce maître la décision de GHOSTI, soit la fonction d'accueil ou de rejet des étrangers. Car il appartenait à son

---

[1] **E.BENVENISTE** ***Le vocabulaire des institutions*** **indo Européennes. Ed Minuit**

jugement de décider si celui qui survenait comme « étrange » pouvait être profitable ou dangereux pour la communauté. GHOSTI est un exemple de ces formulations linguistiques anciennes où FREUD remarquait la conjonction de deux sens opposés. Du même terme ont dérivé « hôte » pour désigner celui que l'on accueille, et « hostis » celui qui focalise l'hostilité. Mais comment ne pas retenir son usage dans une expression familière à nos lèvres ? Du lointain sanscrit est parvenue jusqu'à notre époque la construction « GHOST PATIH ». A deux lettres près, elle ne cesse de s'écrire depuis le vieux français « Hospital », désignant pour nous le lieu où s'affirme un maître d'hospitalité. Dans l'aire méditerranéenne, plusieurs siècles avant Jésus Christ, la relation hospitalière impliquait de part et d'autre plusieurs obligations. Si les soins corporels, l'abri et la nourriture incombaient à celui qui accueillait, il devait aussi conférer à son hôte les droits en vigueur dans la communauté. En échange, celui qui bénéficiait des secours s'obligeait à respecter les coutumes du lieu, et en fonction des forces qu'il retrouvait, participait aux services et ouvrages du groupe social qui l'avait accueilli. Ainsi au-delà du souci des corps, la coutume impliquait l'adoption temporaire d'un sujet de droit. Pour cette raison, celui qui, guéri ou réconforté, reprenait sa route, contractait à l'égard de ses « hospitants » une dette symbolique. L'anneau de pierre brisé dont il emportait la moitié témoignait de cette dette. Il devrait accueillir à son tour, quiconque en détresse lui présenterait l'autre part de l'anneau. L'usage fut profitable à la sécurité des voyages, des transhumances et des alliances de parentés. L'histoire des hôpitaux montre d'ailleurs que l'Empire Romain organisa à son profit cette coutume d'échanges et d'obligations. En Europe, la chrétienté en fut héritière. Elle maintint la compassion pour les maladies et blessures. Mais elle donna à l'adoption de droit une dimension théologique : tout corps misérable devenait celui d'un frère en Jésus Christ. Le terme « Hospital » était ainsi chargé d'une valeur issue de sa préhistoire, dont la Révolution et le Code Napoléon élaborèrent ensuite les raisons de droit. L'Occident affairé peut méconnaître aujourd'hui la portée symbolique d'une telle désignation. Elle n'en apporte pas moins jusqu'au cœur de nos hôpitaux l'obscure dualité qu'a véhiculée sa signification depuis l'origine : une ambiguïté du désir humain à l'égard de celui que le mal a terrassé. L'histoire des traditions hospitalières a commencé et s'est sans cesse renouvelée dans l'exercice d'une décision. Si le Maître dit oui, l'inconnu bénéficiant de son accord doit non seulement trouver abri, nourriture, soins de compassion, mais encore, conformément à l'usage, recevoir les garanties et devoirs des autres membres de la communauté. Et par cet assujettissement aux règles coutumières il devient, le temps de son passage, redevable d'un statut de droit qui transcende l'état de son corps. Si le Maître dit non, l'homme est renvoyé au désert, aux bêtes de proie, à l'infection mortelle de ses blessures. Ou parfois on le maintient en vie, mais exclu des échanges, afin qu'il subsiste comme objet servile et sans droit. Ainsi la coutume d'hospitalité a-t-elle inscrit dans l'inconscient collectif un groupe d'oppositions signifiantes concernant le corps muet et la parole vivante, l'inclusion et l'exclusion sociales, le soutien de la vie et l'abandon à la mort.

Nous verrons pourquoi, au-delà des législations en vigueur, chacun de nous demeure assujetti à de telles représentations. Et pour ce malade, quelles que soient la rapidité ou les lenteurs de nos gestes utiles, une autre forme de temps s'impose à lui, subjectivement. C'est celle que nécessite l'établissement d'une certitude. Comment va s'affirmer ou s'est affirmée à son égard, quand va lui être signifiée, l'intention maîtresse dont dépendent logiquement sa perte ou son salut ? Diriez-vous que son anxiété perceptible depuis sa venue parmi nous, soit réductible aux doutes afférents à notre savoir-faire, à l'appréhension des douleurs, aux aléas redoutés de son existence à venir ? Pas uniquement. L'angoisse tient d'abord à l'indécidable d'une parole supposée souveraine alors même qu'il éprouve son impuissance devant la portée d'une telle énonciation. Ne va-t-elle révéler le sort qui l'attend ? Adoption ou délaissement ? Autant que l'errant d'Asie Mineure, le lépreux de jadis, le vénérien du cortège mendiant, ou l'hémoptysique d'hier, cette double possibilité le concerne. Par sa précarité charnelle il est entré à son tour dans le champ de la dépendance, là où la sincérité comme la dissimulation éventuelle des dires importent moins que la vérité qui les fonde et qui n'est autre que le dévoilement d'un désir. Comment, en effet, son impuissance, échapperait-elle à la contrainte d'une double énigme : « qui » ? veut « quoi » ? pour lui.

Dans cette interrogation, l'aube de la culture rejoint l'aube de sa vie. Car si les comportements de chacun à l'égard de son corps constituent un second temps logique et supposent pour assurer son bien, le moment premier passé ou à venir d'une judicature, il n'est pas sans savoir que semblable condition déjà pesa sur son destin. C'était lors de sa fragilité originaire. A la question « va-t-il l'accueillir » ?, qui suspend son statut sous la voûte invisible du désir d'hospitalité, fait écho celle qui inaugure l'inscription de tout nouveau-né au seuil d'une communauté première : « va-t-Il le reconnaître ? » Du doute à l'apaisement, aujourd'hui comme naguère, la parole d'un Tiers est requise. Comment d'ailleurs ne pas remarquer cette corrélation maintenue par le langage durant des siècles qui firent le nôtre ? Depuis PATIH, « celui qui est le même pour tous » nous avons construit le « pater » des latins, et de là, le « father » anglais ou le « podi » russe, puis notre appellation contemporaine, le « père » de notre système de parentés. « Gost-Patih », le Maître d'Hospitalité est une modalité de ces symbolisations de la fonction paternelle. De quel « père » s'agit-il ? Du maître de descendance antique, magnifié comme prêtre, juge ou roi, jusqu'au Dieu clément et miséricordieux du Coran ou au Dieu-Père de la Chrétienté, notre histoire est traversée de métaphores puissantes, couronnes, tiares, édifices et croix dont la société a attendu autant un savoir sur le réel de la souffrance qu'une personnification de l'idéal de secours. L'institution hospitalière d'Occident a promu des textes sans nombre, situant cette perfection paternelle à l'horizon de ses actes. Mais ces écrits témoignent aussi d'un refoulement. Il fallait rejeter hors du sens des miséricordes la représentation d'une autre Toute-Puissance : le Père du mal, le Diffamateur. Etymologiquement, ce vocable de « briseur de renommée » renvoie à l'empêchement de la reconnaissance sociale par nomination du sujet. Le Diable tient autant de la figure surmoïque du père violent, s'emparant de ses objets de jouissance, que de celle du maître intraitable refusant le statut symbolique d'adoption.

En ce sens, ennemi des filiations, il fut allégoriquement pour la tradition chrétienne : l'Adversaire du Fils [2]

Aujourd'hui, les grandes nominations de la figure paternelle ont déserté le rendez-vous des maladies et des douleurs. La condition de cet homme alité n'évoque plus l'exorcisme d'un démon. Il n'est non plus accueilli « au nom du Père ». La scène hospitalière n'oppose plus la férocité de sa perdition à la grandeur de sa filiation. Ce sont valeurs refoulées en coulisses. Imaginons d'ailleurs qu'il recouvre assez de forces pour demander « qui », d'un lieu institué, assume le pôle identificatoire de toutes les conduites, de toutes les intentions concernant sa souffrance ? Que répondre ? ... Tout juste pourrions-nous lui dire : cette maîtrise

---

[2] *Etudes Carmélitaines SATAN*. **Ed Desclée de Brouwer**

dépend de « l'homme sans place ». C'est une vieille formule, condensée par la grammaire dans un vocable qui nous est familier : ON. L'homme sans place, « on », représente n'importe lequel des « Ils » parlant quelque part. Ainsi circule dans l'institution le signifiant d'un maître possible, et pourtant introuvable. Et c'est bien d'ailleurs parce que le lieu symbolique d'où s'est référé pour tant de prédécesseurs leur désir d'hospitaliser, son souci autant que sa règle, c'est bien parce que ce lieu de parole n'est plus collectivement discernable qu'une interrogation séculaire s'évanouit. « Que va-t-il décider ou qu'a-t-il souhaité ? » devient une expression inadéquate. L'usage tend plutôt à impliquer l'homme gisant dans une formulation nouvelle : « que va-t-on faire de lui ? ». « ON » va le traverser de savoir-faire. Dans l'obédience à des idéaux qui légitiment leurs actes, les uns ou les autres vont s'intéresser à lui. Hommes de bien, ils chercheront dans les tourments de sa chair le fil d'utiles certitudes ; ils obtiendront, ce faisant, les satisfactions que procure l'exercice d'une science ou d'un art. Ainsi, franchissant la porte de ce lieu, notre malade est-il entré dans le champ du désirable. Nous voyons cependant que les souhaits dont il devient l'objet sont de natures diverses. Celui de définir sa maladie, de panser ses blessures, d'alimenter son organisme ou de budgéter son séjour diffèrent fondamentalement de celui d'hospitaliser. Car les sciences médicales, les techniques paramédicales ou gestionnaires ont une propension commune. L'organe, l'individualité, qu'elles convoitent, se situent dans un silence où les nombres ignorent son histoire. Elles vont appréhender dans ce corps étendu devant nous quelque chose d'étranger à tout dire d'adoption ou d'exil. Certes, pour les servants de ces disciplines, qu'ils soient médecins, rééducateurs, échographes, soignants, chercheur en biologie, informaticiens ou directeurs administratifs, « l'hôpital » est un lieu propice à l'application des savoirs. Mais la vérité des significations qui sont au fondement de l'acte d'hospitalité, demeure inaccessible à leurs logiques d'exactitude. Il indiffère au progrès de leur science qu'en ce même lieu, l'idéal hospitalier soit abandonné ou maintenu. Parole échangée, crédit d'humanité, fallait-il utiliser ici l'indicatif présent ? N'est-il plus convenable d'écrire : « il va indifférer, ou il indifférera au progrès de leur science etc. ? » Car si je dis que le sort de l'idéal en question indiffère dès aujourd'hui au développement des observations, mesures, ou statistiques scientifiques, il s'ensuit logiquement que les savants de notre époque peuvent s'accommoder d'un type d'établissement nouveau : l'hôpital inhospitalier. La question mérite examen. Par exemple, peut-on étudier la pathologie physique ou affective de cet homme comme le naturaliste commentant les comportements de quelque spécimen ? Transféré d'un autre établissement, il est arrivé voici quelques semaines. Une ambulance le déposa à la porte du service, entièrement nu sous un drap d'indignité. A son poignet le bracelet d'étoffe portait un chiffre d'identification. Son dossier suivit quelques jours plus tard. On y trouvait de nombreuses images et mesures de son corps, sortes de pièces à conviction des médicalisations d'un vivant. On y feuilletait également quelques pages de caractère social : acte de naissance, document de sécurité sociale, immatriculations à diverses caisses ou bureaux comptables. Un objet administratif apparaissait là, repéré par les numéroteurs. Bien entendu, ceux qui s'affairaient alentours ne pouvaient se satisfaire de ces traces. Ils avaient soif de nouvelles connaissances concernant ce patient. Ses gestes, réactions ou soliloques, devaient être notés, constituer au fil des jours un savoir qui décrive ses conduites, explore ses troubles. Une sorte d'histoire naturelle de la décrépitude, diront certains. Pourtant l'expérience accumulée, la comparaison avec d'autres individus, ne permettraient-elles pas de caractériser les aspects originaux de son état ? Et de fait des observateurs ont pu remarquer chez lui plusieurs dispositions physiques encore utilisables, plusieurs manifestations d'intelligence concernant les choses qui l'entouraient. Son caractère est apparu voué à des modifications dont on peut tenir la rubrique, notant des signes d'agressivité ou d'excitation qui ont alterné avec une passivité plus ou moins durable. Tantôt il s'est alimenté à peine, a refusé de s'habiller. Mais certains jours, paré avec le plus grand soin, il a pris un repas copieux. La question posée aux tenants de l'observation expérimentale peut donc s'énoncer ainsi : cet individu est-il, oui ou non, capable d'apprentissage ? Peut-il s'adapter au nouvel environnement dans lequel il existe, avec ses conventions, ses règles, ses horaires ? Par exemple, va-t-il avoir de l'appétit pour le petit déjeuner de sept heures ? Ou bien, faciliter, sans inertie ni agitation la toilette rapide, conforme au temps imparti ? (il s'agit d'un calcul rationnel : on multiplie l'acte de soin-toilette par le nombre de résidents, et l'on divise ensuite le nombre d'agents présents à l'effectif). Bref, comment parvenir à une intégration réussie, prouvée par l'effectuation des bons gestes, des bonnes réponses aux stimulis, et des conduites sociales attendues ? Notre hôte prouverait, grâce à de telles manifestations, une production psychique saine, conforme aux circonstances imposées par son état de vie, et procurant satisfaction aux soignants. L'axiome ici implicite est identique à celui de tout catéchisme psychosocial : la norme du comportement appartient au savoir des observateurs, si bien que l'idéal d'existence qu'ils définissent pour leur objet d'étude, coïncide avec leur propre espérance. Notion à ne pas confondre, bien entendu, avec ce qu'on pourrait appeler chez l'observé, son désespoir. Les deux points de vue sont séparés par une zone infranchissable, telle la fosse de ces baraques foraines où, d'un côté, les tireurs guettent le gilet d'Arlequin, de l'autre, on voit qu'il glisse, s'arrête, disparaît, selon l'humeur de l'homme maniant ses leviers, derrière le décor. Entre l'impulsion des promeneurs à prouver leur savoir-faire en touchant la cible et l'ennui du forain qui, supputant la recette, guette la fin du jour, il n'existe aucun lien. Si ce n'est un même et pauvre support. Les passants s'attachent à ce qu'il leur donne à voir, à entendre, c'est à dire au Moi. Un maître en coulisse, un Surmoi l'anime à d'autres fins. Et si la forme colorée pouvait vivre, si (ça) manifestait un sourire, ou si des larmes modifiaient le visage impassible, resterait à résoudre une énigme : d'où procède, et que vise le désir d'Arlequin ? Par sa tentative de suicide, l'homme qui est devant nous vient d'impliquer l'environnement où devait se dérouler désormais son existence. Qu'il ait choisi cet abri pour se détruire, indique-t-il que son attention n'avait pu y discerner un lieu de vie satisfaisant ? Ou bien faut-il penser qu'il se sentait indigne de survivre en ce lieu ? Nous pouvons formuler ces questions autrement : quelle évolution libidinale pouvait lui permettre de retrouver des objets de satisfactions sans lesquels une existence quotidienne lui serait plus insupportable que le néant ? Les cures psychanalytiques nous ont appris que la manière dont un sujet redéploie les investissements de sa libido satisfait à deux ordres de conditions. D'une part, les objets qui, dans la réalité, lui sont devenus désirables doivent correspondre à des moyens de satisfaction conformes aux acquis et idéaux culturels de sa personnalité. D'autre part, une telle capacité d'investissement nécessite une réserve, son capital propre, la libido attachée aux images de soi. FREUD l'appela libido narcissique. D'où la seconde question : comment ce gisant pouvait-il sauvegarder cette représentation de lui-même, cette quantité « d'amour propre » indispensable à qui veut savourer la vie ? [3] Une observation solitaire n'y pouvait suffire. Ou plutôt, de l'estime à l'indifférence, à la

---

[3] **S.FREUD *Pour introduire le Narcissisme*. La vie sexuelle. Ed PUF**

dépréciation, seuls des avis extérieurs pouvaient indiquer le prix attribuable à la forme corporelle qu'il voyait dans la glace. De cette surface visible, d'ailleurs, il pouvait détourner le regard. Elle l'occupait moins que le miroir-psyché, inétendu, discontinu, où des paroles humaines, des trous de silence composaient peu à peu les attentes d'un jugement dont il n'aurait pu dire s'il le guettait ou s'il se sentait évalué par lui.

Quoiqu'il en soit, de longues heures il demeurait seul. Il lui fallait interpréter l'obscure signification de ces éléments disparates en l'absence d'un dialogue qui intéressât autrui. A l'égard des modifications de satisfactions de son existence, nul ne souhaitait authentifier les raisons de révolte ou la vérité d'un consentement. Au contraire, s'ajoutant aux entraves du corps, le manque du temps nécessaire aux échanges ou quelques autres baillons de l'énonciation, le confrontaient à l'arbitraire du sacrifice imposé. Du moins le pensait-il. Comment dès lors, au champ des constructions imaginaires, donner sens à une aussi silencieuse déréliction ? Pouvait-il éviter la question dont sa tension agressive trouvait à se nourrir : qui impose la soumission ? L'ombre du victimaire n'était plus loin.

Une interrogation pourrait ici susciter quelque intérêt chez certains comportementalistes. Elle est préoccupante pour les soignants. Lorsque semble planer sur lui l'aile du sacrifice, comment un homme en vient-il à trancher ? Il accepte ou refuse la position de victime. Selon quels critères ?

Rappelez-vous les accents de la contestation immortelle de JOB :

« Mois aussi je pourrais parler comme vous,
si votre âme était où est mon âme
je saurais vous accabler de discours,
en hochant la tête sur vous,
vous réconforter en paroles,
puis cesser d'agiter les lèvres,
mais quand je parle, ma souffrance demeure »

A relire d'ailleurs ce livre sapientiel, comment ne pas remarquer la dialectique qui donne au développement du texte sa grandeur ? L'attention accordée, les réponses données par une série d'interlocuteurs, concernent non seulement les plaintes mais encore les souvenirs, et sans doute l'individu, mais autant sa communauté. Sans cesse la description d'une condition aujourd'hui misérable renvoie à l'évocation de la puissance d'hier. JOB sur sa litière n'est pas un objet d'observation. Il s'y soutient comme sujet en proie aux tourments d'une histoire discutée, commentée publiquement, la sienne. Faut-il retenir du livre, comme le fit C.JUNG, les antinomies du Bien et du Mal, de la création et de la Destruction ? [4] Ou bien, insisterons-nous, en suivant l'œuvre de R.GIRARD, sur la violence sociale sous-jacente aux propos théologiques ? [5] . Laissez-moi plutôt souligner une dimension psychique plus proche de notre souci. Que cherche JOB tout au long de ses propos ? A quoi s'attache son obstination exemplaire ? S'agit-il d'échapper au trépas ou de nier son état ? Certainement non. Les images que son corps, son dénuement, présentent à autrui ne lui échappent pas : « Ma chair s'est vêtue de vers, de croûtes terreuses, ma peau s'est fendillée et suppure ». Pourtant à propos même de cette déchéance, il revendique le statut d'énonciateur : « Ecoutez avec soin mes paroles et que mes raisons soient à vos oreilles ». Il requiert un débat : « Qui veut contester avec moi ? » Et nous voyons dans le cycle des discussions se poursuivre la quête d'authentification de sa parole en ses diverses formes d'expression : remémoration, prédictions, arguments, imprécations, prières. Car c'est bien l'Altérité qui permet seule le procès de significations donnant dimension humaine à sa misère : « Appelle, et moi je répondrai ; ou je parlerai . Et tu répondras ». En imposant ainsi une sorte d'évaluation de son être, que sauvegarde JOB sinon la condition primordiale de son Narcissisme ? Avant que les regards évitent ou ne se détournent d'un organisme dégradé, il maintient ouverte la question de son sens ou de son non-sens. Et c'est bien parce qu'un tel saut hors du visible suppose la parole échangée qu'il entend demeurer défenseur d'une chronique invoquée pour d'autres afin qu'elle soit par eux évoquée.

Cependant, avec et au-delà de deux qui l'entourent, le plaidoyer de JOB culmine dans son adresse au plus lointain des destinataires. Il sollicite de Sa voix un jugement devant établir pour tous qu'il est aimable ou haïssable. Ce serait la réponse d'un Dieu nommé par les hommes : « Je Suis celui qui Suis ».

L'homme allongé devant nous a-t-il croisé des êtres parlants ? Certainement, pour dire : bonjour, voilà votre café, ou bien, dépêchons-nous, on va changer de chemise. A-t-il pour autant rencontré des témoins en appel, un greffier attentif au procès de sa souffrance ? Exilé venu d'une existence lointaine, a-t-il trouvé quelqu'un pour soutenir la controverse d'un passé qui donne raison de son image présente ? Ou bien, posée sur le drap du lit, sa main vivante a-t-elle cru toucher le linceul de son histoire ? Entendons-nous. On peut raconter les faits historiques imputables à quelqu'un, ses gestes, occupations, interventions sociales, etc. Mais pour l'énonciateur, subjectivement, la narration de sa propre histoire est plus qu'un récit. Elle mobilise son patrimoine libidinal. Toute évocation y est à la fois information et reprise scénique de satisfactions recherchées, obtenues, exilées ou interdites. Soit que leurs objets aient été rencontrés dans la réalité externe, soit qu'ils aient été rabattus sur le corps propre, puis fantasmés. Avec le réseau d'images, de savoirs qu'elle réveille, chaque histoire particulière est quête d'inscription, appel à témoin pour des retrouvailles. Elle constitue, dans son énonciation même la tentative d'un désirant. C'est pourquoi la mort symbolique peut précéder pour un être humain, le suaire de son ensevelissement. L'heure d'un tel effacement n'est prescrite sur aucune surface organique. Elle survient, depuis le champ de la parole, lors d'une expérience d'inanité du désir. Elle sonne l'aboutissement d'un crépuscule social où le cercle évanoui des échanges va rendre inutile l'effort même du message. Et bien qu'introuvable dans la nomenclature médicale des morbidités, l'approche de cette heure n'en a pas moins constitué la « maladie vers la mort » dont KIERKEGAARD décrivit le processus : une dialectique de la désespérance [4] . Il y a manqué le remède fondamental qu'est une durée vécue, créatrice de lien social. Alors que le symptôme, au sens d'un nœud de souffrance, d'un malaise, indique que le sujet doit suspendre une satisfaction, le désespoir lié à l'abolition subjective tient à ceci : aucune suspension temporelle n'a plus de signification. Il ne reste que l'éternité. Car l'heure d'une demande à l'autre qu'incarne quelque prochain, celle de sa reconnaissance d'un désir, ou du retour des apaisements nécessitant son concours, cette heure n'adviendra jamais. Elle est déjà confisquée. La suppression de son temps de parole n'équivaut pas, pour l'être affaibli, à un simple zéro sur l'axe de la durée. Elle est d'abord une exclusion du rythme de toute vie parlée. Elle le déboute de l'intervalle nécessaire à tout échange entre le moment d'un crédit et l'instant d'une restitution. Si

[4] **S.KIERKEGAARD** ***Traité du Désespoir*** **. Ed Idées NRF**

j'adresse en effet mon message à autrui, c'est pour qu'en mémoire il en assume le dépôt, et pour qu'ensuite il puisse m'en rendre témoignage.

Pour celui qui hospitalise cette condition temporelle de l'échange s'impose autant qu'à l'homme hospitalisé. Mais parce que les effets d'un corps soumis aux misères empêchent présentement ce dernier de répondre de sa parole comme de répondre à autrui, la part subjective qui dans l'échange lui serait assignable doit être par l'autre escomptée. Loin que la dépendance d'un tel patient puisse être réduite à ses aspects organiques ou comportementaux, elle affecte d'abord le champ dialogique. Et dans l'attente du retour d'une parole empêchée, c'est bien la créance maintenue par le soignant qui constitue pour le malade son crédit d'humanité. La portée d'un tel escompte dépasse d'ailleurs son occasion présente.

Elle réactualise, pour chaque état d'impuissance analogue à celui de la prématurité infantile une mise originelle. Les mêmes dés, pour une existence de nouveau imprécise, parient sur l'émergence d'un sujet. Que le corps humain incarne ainsi, au-delà des images immédiates qu'il propose, le royaume symbolique où l'institue la parole n'est pas affaire d'évidence, mais raison de l'histoire. De l'ombre secourable des caravansérails, des maladreries médiévales, des hospices civils, jusqu'aux tours illuminées de nos centres hospitalo-universitaires, cette raison fut et demeurera une conquête sur le rejet primaire de l'inconnu, de l'inadapté, de l'inquiétant, avec le pain qu'il coûte et la puanteur de ses plaies. Victoire qui n'est jamais définitive. C'est que l'attitude collective reflète ici la dualité qui habite chacun d'entre nous. L'insupportable déchéance qu'un autre nous tend, comme la notre, en un miroir, n'obtient le maintien de notre investissement perceptif et l'engagement de notre crédit pour ses énonciations d'homme libre qu'à partir de l'instant où nos pulsions de vie l'ont emporté à son égard sur notre vœu premier d'élimination.

# 2

# Hospitalisation des Ténèbres

Si vous interrogez l'homme de la rue, il vous dira que le but de l'hôpital est de soigner, opérer ou guérir plus ou moins gratuitement des malades. Il se fera ainsi l'écho d'une restriction de sens qu'entretiennent les masses-médias ou les publications professionnelles. Comme si la science médicale ou la gestion des soins, survenues tardivement dans leur développement étaient au principe des institutions de secours. En réalité, c'est l'idéal collectif d'hospitalisation avec ses fondations ou réalisations concrètes, qui a procuré à la médecine, lui fournit encore au sein de la culture, l'occasion d'assurer sa démarche. L'histoire récente nous enseigne d'ailleurs que les moyens et préoccupations des sciences biomédicales ou des administrations gestionnaires de santé, peuvent être mis au service non plus de cet idéal séculaire, mais de son détournement.

C'est en Juillet 1933 que la loi nazie dite de W.Frick fut promulguée. Elle enjoignait la stérilisation forcée pour les malades affectés de pathologies incurables suivantes : débilité mentale, schizophrénie, folie maniaco-dépressive, épilepsie, chorée d'Huntington, cécité héréditaire, surdité héréditaire, malformations physiques graves, alcoolisme héréditaire. Des « tribunaux de santé » étaient institués, comprenant un président recruté parmi les juges d'instance, un médecin fonctionnaire des services de santé, un médecin praticien. Obligation légale était faite aux généralistes et spécialistes dépendants de la compétence régionale du tribunal d'indiquer au service de santé les noms des patients entrant dans l'une des catégories « à stériliser ». Les cliniques ou hôpitaux chargés des interventions devaient pratiquer la ligature du canal déférent pour les hommes, la ligature des trompes ou l'hystérectomie pour les femmes ; l'irradiation aux rayons X pouvait être effectuée à titre d'expérience. Ainsi la médecine Scientifique d'Occident était confrontée pour la première fois à une double finalité de son savoir-faire : énoncer un diagnostic de sélection entre la vie digne d'être reproduite et « la vie indigne de vivre ». Trois facteurs allaient contribuer à emporter les adhésions de la Chambre des Médecins du Reich. D'abord l'idée que les découvertes de MENDEL, dont la clinique devait tirer parti, nécessitaient une révision des réglementations anciennes touchant à la santé publique. Ensuite la surestimation, chez les responsables universitaires, de la valeur à priori de sciences dès lors qu'elles étaient gérées par l'Ordre médical. La fascination enfin pour un nouvel idéal dont serait dépositaire la médecine : mettre la découverte scientifique des processus fondamentaux de la vie au service de l'histoire d'un corps social. Comme l'écrivait E.R VON GRAWITZ, médecin chef des S.S : « Le savant médical,gardien du vivant, doit se savoir profondément lié au futur de notre Peuple... ». D'ailleurs, alléguait-on, il ne s'agissait aucunement de renier le serment d'HIPPOCRATE, mais d'élargir le concept de guérison en subordonnant l'espérance de vie des individus à l'espérance de vie de la nation [5.] Un second pas devait être franchi dès 1934. Il interpella la médecine, par le biais des hôpitaux psychiatriques.

Puisqu'il existait des maladies incurables dont les porteurs stériles aspiraient à ne plus souffrir, ne fallait-il pas les aider à trouver la mort ? Des débats, projections de films furent organisés. Quatre ans plus tard un nouveau-né aveugle, n'ayant qu'une jambe, la moitié d'un bras, et portant des signes de débilité fut l'occasion d'une demande administrative en bonne et due forme auprès de l'autorité sanitaire. Elle décida sa Gnadentod, c'est à dire, sa « mort accordée par grâce ». Le meurtre officiel du petit KNAUER à la clinique de Leipzig, inaugurait ainsi le programme « euthanasie ». Les médecins concernés furent informés que toute procédure légale à leur encontre serait stoppée par HITLER. En Août 1939 une directive aux gouverneurs d'Etats, ordonnait le recensement des enfants âgés de moins de trois ans, atteints de débilité, mongolisme, microcéphalie, hydrocéphalie, malformations de toutes sortes, paralysies. Il était aussi demandé aux sages-femmes et médecins accoucheurs de remplir un questionnaire concernant les mêmes anomalies au moment des naissances. Les décisions d'euthanasie devaient être signées par trois experts médicaux. Des « Unités Spécialisées pour

---

[5] **R.J.LIFTON** ***Les médecins nazis*** **. Ed Laffont**

Enfants » allaient être mises en place dans divers hôpitaux. Un réseau d'une trentaine de services fut de fait constitué. Avant d'être tué, l'enfant restait quelque temps dans l'établissement. On écrivait à ses parents que son état s'aggravait. Puis les doses de liminal ou, si nécessaire, les injections de morphine-scopolamine l'endormait pour toujours. La cause du décès, portée sur le registre, indiquait : pneumonie, tuberculose etc. Par le décret d'Octobre 1939, le Corps médical dut affronter le troisième volet de ces applications biomédicales. En voici le texte : « Le REICHLEITER BOULHER et le Docteur BRANDT ont la responsabilité d'étendre l'autorité des médecins qui seront nommément désignés, afin que les patients considérés comme incurables selon la meilleure estimation humaine de leur état de santé, puissent bénéficier d'une mort miséricordieuse ». Le meurtre médico-légal des adultes, appelé programme T4, allait commencer. Les directeurs d'établissements reçurent un questionnaire leur stipulant de classer leurs malades dans différentes catégories dont les quatre suivantes : patients souffrant de maladies incurables, patients internés » depuis au moins cinq ans, malades ayant été emprisonnés pour crimes ou délits en état de démence, malades qui n'étaient pas de citoyenneté ou d'origine Allemande. Les questionnaires devaient parvenir à trois psychiatres experts, indépendants l'un de l'autre dans leur décision. A cette époque fut créée une Société d'Utilité Publique de Transport des malades. Elle assurerait le transfert des patients indiqués par les experts dans des « Centres de Transit » aménagés dans de grands hôpitaux d'Etat, et situés près des services d'euthanasie. Dans les six principaux lieux de mise à mort, BERNBURG, BRANDENBURG, GRAFUNCK, HADAMAR et SOMMENSTEIN, les meurtres furent perpétrés par injections de morphine, scopolamine, et curare, ou par gazage de l'oxyde de carbone. La plupart des méthodes mises au point par le Ministère de l'intérieur et par l'Organisation Sanitaire, lors des lancements de ces programmes de stérilisations, d'euthanasie infantile ou de liquidations d'adultes, furent utilisées ensuite dans les camps de concentration. Quelques enseignants illustres tels que les Pr. BONHOEFFER, CREUTZLELD, EWALD, des chefs de services comme les Dr BOECKL, JASPERSON, s'illustrèrent par leurs oppositions personnelles. A titre individuel, des praticiens ou des infirmiers tentèrent d'atténuer l'étau qui se resserrait autour de leurs malades. Ils aidèrent certains à s'enfuir, avertirent secrètement des familles, falsifièrent les questionnaires administratifs. Ce faisant, ils risquaient leur carrière et parfois leur vie.

Qu'une « raison d'Etat », en l'occurrence « la santé de la nation » ait pour certains justifié leurs actes et ne les aient pas légitimés pour d'autres, pose une question qui n'entre pas dans le cadre de cette étude. Par contre, nous pouvons dégager une constatation : la science biomédicale fut aveugle et sourde à la perversion de l'institution hospitalière. En effet, celle-ci fut détournée de sa signification profonde. Elle devint non plus un havre d'adoption et de secours pour des sujets affaiblis, mais bien le lieu d'abolition de leur statut subjectif. Pour les enfants handicapés, par exemple, l'hospitalisation n'était qu'artifice marquant un processus de déni des autorités parentales et d'effacement des liens familiaux. En ce qui concerne les vieux incurables, le même détournement, sous-jacent aux faits, s'impose à notre réflexion. Certes les formulations nazies, de « la vie indigne de vivre » au « meurtre accord, par miséricorde », se fondaient sur une argumentation mêlant le progrès de la science et le dévouement à l'avenir de la nation. Mais cette proposition de « biologie sacrée » servait en réalité d'écran à un dispositif institutionnel qui dissolvait l'importance culturelle des ascendants et les effets de l'ordre symbolique. Ceux que l'on tuait n'étaient déjà plus des fils.

Par hospitalisation des ténèbres, j'entendrai donc la condition imposée aux conduites de médication, de soins ou d'administration sanitaire, lorsqu'elles concernent une individualité humaine discréditée. En soi, ce discrédit ne vise aucune insolvabilité dans l'ordre des biens ou avoirs. Est plutôt présumée, l'insignifiance de l'héritage symbolique que chaque être humain tient de ses pères. Il est nié qu'un savoir de légitimité autant que la légitimité de savoir, aient été transmis au malade et puissent habiter sa parole. La transmission de la Loi étant ainsi dévaluée, les convictions qui, chez le patient, orientent son rapport au vrai ou au faux, au bien ou au mal, tombent sous le coup d'une immédiate dépréciation. Rappelons qu'en langue romane, l'ensemble des idéaux, observances et projets d'un groupe, était appelé sa « rassa ». De ce terme est issu notre vocable de race dont l'emploi vise tantôt la distinction ou la valeur historique d'un homme et d'une lignée, tantôt l'identification d'une catégorie au sein d'une espèce vivante. Aujourd'hui, lors d'une hospitalisation des ténèbres, le discrédit concerne rarement et de façon ouverte la constitution biologique de l'individu. Le jugement d'exclusion porte sur la valeur subjective de son savoir, de son consentement ou de son refus. Comme si 'objectivité scientifique ou administrative était raisons acceptables de le décréter incapable d'atteindre au vrai ou au bien, bâtard devant sa propre histoire, injuste porteur de sa liberté. C'est la prétention d'universalité de a quête du mesurable, à surpasser toutes autres formes de connaissance humaine, qui par son utilitarisme, entraîne une méconnaissance dont nous devinons dans les inconscients, la compagne d'ombre : le mépris de 'étrange ou du singulier. Elle fonde, à l'insu de nombreux soignants, le moment psychique d'un refus d'adoption temporaire qui est en rupture avec la tradition millénaire d'hospitalité. La préoccupation libidinale dont ils vont investir le malade, éloignera dès lors tout intérêt pour les significations symboliques dont peut revêtir sa forme actuelle d'existence. Dans cette abrasion du sens, des penchants et passages à l'acte pourront faire retour, ceux-là mêmes auxquels s'étaient opposés textes ou maîtres de l'exercice hospitalier. Aujourd'hui comme naguère, ils seront suscités par toute individualité humaine en état d'impuissance. Mais la conscience soignante ne percevra pas nécessairement la violence banalisée, car elle aura objectivé le corps malade selon une détermination restrictive, comparable à la réduction instrumentale de l'esclave .

* *
*

# II

# Relation de soins :
# L'ombre des imagos parentales

*Préliminaire*

*Etre malade, gravement, c'est renouer avec l'inconnu des dangers originaires. C'est aussi retrouver une situation de dépendance où les souffrances, comme le salut du corps, en appellent à la puissance d'autrui. Subjectivement, la relation de soins n'est pas enclose dans l'espace-temps actuel. Pour le patient comme pour l'agent, elle évoque dans l'inconscient l'époque où se construisit l'imago maternelle.*

*Par ailleurs, les douleurs traversées comme les blessures narcissiques qu'inflige l'impuissance, dévoilent l'ambivalence des affects humains. Des pulsions de destruction refoulées depuis l'enfance peuvent devenir plus insistantes. Elles infiltrent alors la conscience imaginaire sous la forme conditionnelle : si l'autre mourait, si l'autre laissait mourir. En deçà de ces images, rôde ce qu'interdit la prohibition la plus ancienne de l'humanité : le désir de parricide.*

# 1

## Dépendance actuelle ou dépendance retrouvée ?

Le verbe « dépendre de … » apparaît vers le XIIe siècle, par emprunt au latin « dépendére ». Le sens primitif est : se rattacher à ou être lié à. C'est à partir du XVIe siècle qu'est formulée une signification proche de notre compréhension actuelle, exprimant le fait d'être sous la puissance de quelqu'un. Le terme de puissance étant synonyme de pouvoir. Cette représentation, « le pouvoir », est, d'ailleurs, liée dans l'histoire de la langue à une expression aujourd'hui moins employée : « le vouloir de quelqu'un ». Cette proximité entre vouloir et pouvoir est intéressante dans la mesure où, de vouloir, sont issues deux expressions dérivées : la bienveillance et la malveillance. Distinction consacrée par l'usage et qui nous avertit que le pouvoir n'est pas nécessairement bon… mais, qu'au fond, il oublie de le dire.

Bien entendu ce bon ou mauvais vouloir ou pouvoir est entendu, communément, comme touchant la sphère de conscience, avec toutes les nuances qui vont du souhait insistant à l'injonction imposée. Mais depuis FREUD, nous savons que la parole peut véhiculer à travers ses énoncés conscients des significations tirant leur énergie du désir inconscient. Nous aurons donc à examiner comment le fait d'être sous la puissance de quelqu'un, soit d'en dépendre, inclut ce qui est manifeste dans ses comportements et ses injonctions, mais aussi ce qu'ils recèlent de façon latente comme charges libidinales d'amour ou d'agression.

Avant de poursuivre, nous pouvons nous demander comment distinguer la notion d'impuissance de celle de dépendance. Le langage nous apporte la réponse. L'impuissance décrit un état : il y manque la puissance. Par exemple impuissance motrice, sexuelle, psychique où le manque de force pour se mouvoir, embrasser, réfléchir est connoté. La dépendance est une notion différente en ce qu'elle est relationnelle. Elle présuppose moins l'impuissance que la puissance, ou la toute puissance de quelqu'un. Evidemment un état d'impuissance peut entraîner ma dépendance à l'égard de l'autre, s'il veut me contraindre dans la relation dont nous constituons les deux pôles. Mais je puis être dépendant, sans être moi-même en état d'impuissance ; c'est le cas par exemple de la dépendance de l'employé à l'égard de son patron. Vous remarquerez au passage que cet exemple nous permet de pointer une autre distinction. L'impuissance est toujours subie alors que la dépendance peut être consentie.

Ceci pose la question des acquiescements d'un malade aux impositions de la vie hospitalière. Certes la déontologie insiste sur le recueil du consentement avant interventions ou médications. Mais cette règle ne touche que partiellement le champ que nous cherchons à explorer. En effet, strictement parlant, le législateur suppose que la dépendance du patient se limite à quelque empêchement organique, à l'égard duquel reste valable l'exercice de son jugement. Aussi, lorsqu'une détérioration temporaire, voire irréversible des systèmes perceptifs ou cognitifs entrave cet exercice, la nécessité du consentement d'un représentant du sujet est requise : tuteur, conjoint, membre de la famille etc. Toutefois, la cause la plus fréquente des entraves à la clarté d'un consentement tient à des situations émotionnelles à propos desquelles il est difficile de légiférer. En raison des atteintes narcissiques de l'image du corps, des vécus douloureux, et parfois des évolutions incertaines de la maladie, la production d'affects du malade, dans les registres de l'amour, de la haine et de l'angoisse, se trouve intensifiée. Ce qui ne va pas sans contre-effets, anticipés ou conséquents, du côté des soignants. Si bien que la façon de répondre, comme celle de poser les questions, introduisent dans un débat qui se voudrait moral, une part d'irrationalité. De plus, ce facteur émotionnel entraîne une nouvelle asymétrie. Non seulement le malade est démuni conceptuellement face au savoir médical qui le concerne, mais le voici, affaibli, fragile, devant la puissance d'affects de médecins ou d'infirmières bien portants. Quels vont donc être les ressorts et les effets d'une telle dépendance affective ?

En abordant cette question, rappelons d'abord que la vie de chaque être humain débute par une expérience de dépendance quasi totale à laquelle des situations de détresse ultérieures pourront être inconsciemment associées. Au noyau archaïque refoulé, s'ajouteront alors d'autres refoulements plus ou moins réussis. De plus, cette expérience initiale est marquée, pour la mère autant que pour l'enfant, du sceau de la mort. La prématuration du système neuro-moteur du bébé le rendant incapable d'assurer sa survie et d'atteindre les objets de satisfaction de ses besoins avant un an environ. La dépendance constitue sa seule possibilité d'existence. De fait, la qualité des soins lui permettant de croître, va dépendre du bon ou mauvais vouloir de la mère. Mais d'où vient qu'en dépit des processus biologiques de reproduction ou d'un soit disant instinct maternel, la mère puisse exercer à son égard une puissance bienveillante ou partiellement, voire, totalement malveillante ?

Il n'y aurait pas de réponse à cette question, si nous ne prenions pas en compte la dimension fondamentale de sexualité que comporte la dyade primitive mère-enfant. En effet, la grossesse, l'accouchement, l'allaitement font partie intégrante de la sexualité féminine. Elles constituent une réalisation de sa propre expérience d'amour infantile. Recevoir, comme sa mère, l'enfant de l'homme dont elle est amoureuse : son père. Les analyses de femmes enceintes montrent à quel point la venue de l'enfant annoncé comble au plan conscient les vœux du couple mais aussi la signification profonde qu'a dans l'inconscient maternel, cet événement. Il est la réalisation d'une promesse fantasmée, celle de la réponse du père : « oui, tu vaux d'avoir un enfant ». Si la petite fille n'a pas pu fantasmer cette promesse, par exemple parce que son père la méprisait ou ignorait sa tendresse, la loi d'interdiction de l'inceste aura perdu une partie de son sens. Car elle ne vaut pleinement que dans la perspective où, au nom de la Loi à laquelle lui-même est assujetti, le père signifie : « cet enfant tu l'auras d'un autre ». La Loi vient brider le désir et non pas le mépris. Au niveau inconscient, le nouveau-né actualise ainsi une attente imaginaire de quinze ou vingt ans lors d'une grossesse fantasmé durant neuf mois. Il est, fondamentalement, une trace de la puissance paternelle (dont le compagnon est un représentant) et de ce qu'elle a permis : la jouissance sexuelle partagée. Non seulement celle du couple mais surtout celle des parents, dans la scène primitive dont la jeune mère est l'effet vivant. Tous les nourrissons se ressemblent plus ou moins dans leur fragilité biologique, mais celui qui, pour la mère, a valeur de merveille, est celui que dans l'inconscient elle met en rapport avec le signifiant des jouissances de toute une lignée : le phallus.

D'ailleurs les analyses de maltraitances infantiles, des carences de soins, des impasses d'allaitement, montrent l'impossibilité de la libido maternelle à investir son objet nouveau-né en raison de conflits intrapsychiques qui renvoient à l'histoire relationnelle de sa propre enfance et à sa place dans un système symbolique où les parentés disent la transmission du désir.

Dans une telle situation, si le sujet qui entre dans la vie est « dépendant », tout d'abord il l'ignore. Seule la différenciation peu à peu élaborée entre son moi et le non-moi, peut faire exister la mère « à l'extérieur » de son propre corps. Et comme l'a fait remarquer LACAN c'est alors avec la conscience de ses présences ou de ses absences, de leur alternance, que la soignante-mère deviendra une puissance : « Ce qui se situait jusque là sur le plan de la première connotation présence-absence passe tout d'un coup à un autre registre, et devient quelque chose qui peut se refuser et qui détient tout ce dont le sujet peut avoir besoin. Et même s'il n'en a pas besoin, dès lors que cela dépend de cette puissance, cela devient symbolique ».

Autrement dit, la satisfaction vécue auparavant comme inexplicable comme réponse à l'appel, comme coextensive au corps à corps où intervient la présence maternelle, cette satisfaction est repérée dans l'autre en tant qu'elle la donne ou la refuse. Ainsi la prise en compte de la puissance de cet autre et de sa propre dépendance, amène l'enfant à situer les objets primaires de sa satisfaction au niveau symbolique, c'est-à-dire comme expérience du don ou du refus maternels. L'ensemble des relations de soin primaire passe, peu à peu, d'un registre fusionnel lié aux expériences de plaisir ou de déplaisir à un registre de dépendance non consentie mais subie, où la toute puissance de la mère(imaginée et ressentie par l'enfant) charge, magnétise les objets, événements, les soins quotidiens, son propre corps de cette valeur de don ou de don refusé valeur associée de façon indélébile aux situations ultérieures évoquant les soins maternels.

Nous pouvons à présent dresser une sorte d'inventaire des différents aspects ou facteurs concourant à l'établissement de la relation primaire de dépendance :

**Du côté de l'enfant**

- Impuissance à assurer sa propre vie.
- Impuissance à comprendre la douleur et le plaisir.

- Impossibilité d'apaiser de soi-même le déplaisir ou de satisfaire le besoin dans la réalité.
- Nécessité de fantasmer ou halluciner la présence maternelle porteuse de satisfaction lorsque la tension ou la douleur se font sentir.
- Interrogation progressive de l'alternance présence-absence de la mère et naissance à L'ordre symbolique.
- Découverte des significations qu'elle adresse à l'enfant comme lieu d'un savoir qui est aussi savoir des mots.
- Interprétation de sa conduite sous l'angle du don ou du refus.
- Organisation d'un monde d'objets, de désirs chargés de valeur et liés à la toute puissance maternelle.
- Elaboration du sens des expériences vécues comme double polarisation, tantôt de satisfaction accordée, tantôt de frustration infligée.

**Du côté de la mère**

- Préoccupation pour la survie de son enfant.
- Erotisation de son corps en tant qu'image-trace de la puissance paternelle et accomplissement narcissique.
- Vigilance à l'appel et temps de réponse pour l'apaisement des douleurs, puis plus tard pour la réponse aux exigences.
- Assistance et éveil des postures et comportements de l'enfant.
- Mise en acte de ce qu'elle a intégré elle-même d'une dialectique du don. Capacité à imposer la frustration.
- Exercice d'une toute puissance ou limitation de celle-ci au profit de la puissance paternelle.

En effet, en raison d'une inégalité réelle, on comprend que la façon dont la formidable énergie de l'enfant va chercher à conquérir et s'emparer de ses objets et moyens de satisfaction dépendra du niveau de puissance imaginaire ou réelle que sa mère détient. Si la mère lui apparaît complète et n'ayant d'autre intérêt que lui-même, l'enfant est sans recours. Si elle se manifeste comme incomplète et manquante d'une satisfaction obscure qui ne peut lui être accordée que par le père, celui-ci va occuper une place de tiers symbolique dont la puissance peut limiter celle de la mère. L'enfant se trouve alors dans une situation de dépendance relative aux désirs des deux parents et non plus dans l'état d'une dépendance absolue à l'une.

Venons en maintenant à l'expérience de dépendance du grand malade. Que retrouve-t-il des conditions initiales dont sa mémoire inconsciente est le cahier d'enregistrement ? Ca le corps de l'enfance n'est pas seulement marqué par la somme des douleurs et des plaisirs qui l'ont rendu perceptibles au sujet. Il a été aussi, pour reprendre l'expression de LACAN : le lieu des inscriptions du désir parental.

**Reprenons les facteurs énumérés précédemment, en les rapportant au malade :**

- Impuissance à assurer sa propre survie ? Parfois réellement, souvent imaginairement.
- Impuissance à comprendre la douleur et sa détente ? Souvent angoisse des douleurs erratiques.
- Impossibilité d'apaiser de soi même le déplaisir ou de satisfaire le besoin dans la réalité ? Souvent nécessité des médications, problèmes d'incontinence, de nutrition etc.
- Nécessité de fantasmer ou halluciner la présence maternelle aux moments de tension ou de douleur ? Déclenchement du cri ou de l'appel à la soignante.
- Intégration progressive de l'alternance présence-absence et naissance de l'ordre symbolique ? Pas exactement mais sans doute réside là le sens profond des demandes de programmes d'horaires, soins, repas, bref, du rythme des présences, organisé par l'institution hospitalière.
- Découvertes des significations adressées au malade depuis un lieu de savoir et savoir dire ? Toujours. C'est le mouvement même du transfert où le médecin, l'infirmière, sont supposés savoir, et interrogés. D'où l'angoisse de la non réponse, de l'attente ou du pressentiment du mensonge.
- Interprétation de la conduite des soignants sous l'angle du don ou du refus ? Pratiquement toujours.
- Organisation d'un monde d'objets de désir chargés de valeur liée à la toute puissance des soignants ? Pas exactement, mais de façon dérivée. Les surinvestissements des plaisirs tolérés (repas, promenade, cigarette, parfois instrumentations techniques) constituant des aménagements libidinaux liés à la dépendance.

- Elaboration du sens des expériences vécues comme double polarisation, tantôt de satisfaction accordée, tantôt de frustration infligée ? Souvent. La régression et les transferts font du malade un « interprétant » des conduites médicales ou soignantes. Charges de gratitude ou d'agressivité dirigées vers le personnel soignant. Le malade n'est pas « raisonnable ».

Vous le remarquez, du côté du malade, la correspondance entre les deux situations, primaire et actuelle, est significative.

**Passons maintenant du côté des soignants** :

- Préoccupation pour la survie du malade ? Bien sûr.
- Erotisation de son corps en tant qu'image de la puissance et accomplissement narcissique ? Non. Très difficile. Le miroir tend une image négative, d'où le risque d'agressivité des soignants qui prend relais de l'érotisation.
- Vigilance à l'appel et temps de réponse pour l'apaisement des douleurs ou la suite donnée aux exigences ? Au cœur de la relation de soin.
- Assistance et éveil des postures et comportements du malade ? Oui. Soins de confort, aides, rééducations.
- Mise en acte de ce que le soignant a intégré d'une dialectique du don ? Au cœur de la relation de soin. Personnalité du(de la) soignant(e), disponibilité et bienveillance ou harcèlement, fatigue, agressivité.
- Capacité à imposer la frustration ? Oui, plus ou moins, mais inévitable dans certains registres.
- Exercice d'une toute puissance ou limitation de celle-ci au profit de la puissance paternelle ? Bien sûr. C'est tout le problème du recours du malade à un tiers symbolique, qui relativise son face à face avec la toute puissance réelle ou imaginaire d'un soignant. Comment est soutenue dans l'hospitalisation la division des puissances dont le malade est dépendant ?

Notons que la prise en compte de ces « retrouvailles » avec la dépendance originaire qu'ont connu aussi bien les malades que les soignants, justifie les charges émotionnelles de la plupart des relations hospitalières, la pertinence de certaines règles de comportement, et la nécessité de certaines organisations du soins. De plus, cela donne un relief particulier au fait que chaque malade apporte l'histoire refoulée, particulière, de sa dépendance primaire, et que chaque soignant y retrouve à son insu, des modèles de puissance ou de surpuissance de son enfance ; images auxquelles il s'identifie et dont il met plus ou moins en acte la répétition. Dans l'élément contre-transférentiel qui sous tend son affectivité à l'égard de son patient, il va nécessairement se trouver, par identification, à la place qu'occupa sa mère et qu'il occupe aujourd'hui : celle de l'agent. La répétition de la relation de dépendance primaire s'effectue avec inversion des positions subjectives. Inconsciemment, le soignant tend à reproduire à l'égard de son patient ce que sa mère avait réellement ou imaginairement fait ou refusé de faire pour lui. Il aura également du mal à soutenir ce que soutient difficilement l'image intériorisée, par exemple l'angoisse, le sentiment de solitude, l'inertie, voire la maladie de son patient. N'est pas infirmière qui veut, et être une soignante « juste assez bonne » suppose identification à la mère « juste assez bonne » pour reprendre la formulation de WINNICOTT. Ajoutons aussi que, dans le lien social hospitalier, l'enfance retrouve ses limitations. C'est un lien essentiellement préoccupé du corps, mais d'un corps dont l'activité génitale est suspendue. Tous les régimes affectifs et pulsionnels prégénitaux : oralité, analité, voyeurisme, fantasmes de corps morcelés, explorations, intrusions, investissements narcissiques de la douleur, auto-érotismes etc., peuvent, par contre, y être réactualisés, soit à l'occasion des soins, soit dans le vécu relationnel.

En fait, l'expérience subjective de dépendance à l'égard des inconnues de la maladie, des soins d'autrui et du savoir médical, réactualise trois registres de notre relation au corps humain, le notre ou celui du semblable. Alors qu'il est immobilisé dans son berceau et encore incapable d'éprouver les limites de son individualité dans l'étendue, faute de coordination motrice, l'être humain est cependant traversé par quelque chose que nous savons lié aux rythmes physiologiques : ce sont les ondes de la douleur. Qu'il s'agisse de la soif, des irritations de la zone anale, d'encombrements bronchiques, de poussées dentaires, de heurts non contrôlés sur des surfaces de la peau, ces montées du déplaisir présentent plusieurs caractéristiques fondamentales. D'abord elles surviennent à des moments discontinus. Entre ces manifestations, il n'y a pas de corps stable identifiable. Ensuite ces manifestations affectent tantôt une zone corporelle, tantôt un autre, sans que cette errance de la douleur puisse être vraiment localisable. Nous savons tous qu'un enfant, jusqu'à un certain âge, crie lorsqu'il a mal, et que l'envahissement de la douleur, chez lui comme chez un adulte, est une sensation où se dissout son point d'origine. Surtout, le petit humain, dans son expérience primaire, n'a aucun moyen de localiser cette douleur, puisque la discontinuité temporelle que je viens de rappeler, ne lui délivre aucune représentation stable de ce qu'il pourrait définir comme « son corps ».

La troisième caractéristique de cette expérience de l'organisme vivant, tient à ce que le corps primaire, pour l'appeler ainsi, n'existe pas conceptuellement ou, si l'on préfère, n'a pas de représentation psychique, hors de ces espaces-temps du déplaisir. Ceci est vrai durant toute l'existence. Nous oublions sans cesse notre corps immédiat hors des signaux de ce genre. Comme le disait LERICHE, c'est « le silence des organes ».

Abordons maintenant l'autre volet de la situation de dépendance infantile. Il tient à ce que l'expérience de déplaisir peut avoir une fin, une détente, ou se trouver remplacée par une sensation de plaisir. Et ce vécu de détente ou de plaisir est inséparable d'une présence : celle de la mère, plus exactement de son odeur, de son regard, de sa voix, de ses formes ou de sa peau etc. L'enfant va donc « s'aliéner » pour reprendre le terme de LACAN, à ce règne des images qui détermine la première connaissance qu'il puisse avoir de son identité. Identité conquise au-delà des expériences discordantes du corps souffrant ou non souffrant dont nous avons parlé. En même temps, un lien ineffaçable entre le désirable (son bien, son bonheur ou sa tranquillité physique) et les images des moyens ou objets de ce bonheur, de l'amour, va donc l'assujettir.

Venons en au troisième ordre d'expérience qu'il va vivre : celui du symbolique. Car, à tout prendre, les images du corps maternel, si elles sont stables, n'en sont pas moins marquées d'une dualité : leur présence ou leur absence. Comment maintenir la présence psychique de l'autre sur fond d'absence ? L'angoisse du jeune enfant accompagne ce sentiment d'abandon, de perte d'une présence bénéfique dont il n'est pas maître. C'est alors qu'il va s'entraîner au maniement des signifiants fondamentaux : les vocables symboliques qui désignent l'autre lorsqu'il est absent. C'est l'entrée dans l'univers du langage, qui depuis la naissance, l'a environné. Peu à peu il apprendra les noms des autres, son nom et surtout, ce qui nous intéresse aujourd'hui, les nominations des parties du corps et des images du corps qu'il perçoit, tant sur l'étendue des formes maternelles ou paternelles que sur sa duplication, rabattue sur son corps propre.

Dès lors, il sera triplement habité : par les représentations psychiques de son corps primaire, indicible, inimaginable, mais ressenti ; par les représentations imaginaires de l'individualité de son corps ; par les représentants linguistiques de ces représentations. Mais alors qu'il éprouve de lui-même son corps de déplaisir ou de plaisir, il tient de l'autre les images qu'il peut en avoir, et de l'Autre, en tant que « trésor des signifiants », les vocables qui lui permettent de se représenter et de signifier à autrui ce qu'il ressent, évite ou convoite, et surtout de maintenir par ces symboles, des représentants psychiques indépendants de la présence ou de l'absence, du passé ou du futur, de ce qui fut perçu et pourra l'être à nouveau.

Nous pouvons à présent transposer ces différents registres dans la relation de dépendance liée au soin.

Mon corps primaire, c'est cette souffrance ou cette fièvre, ou cette immobilisation d'une articulation, qui s'imposent par moments à ma conscience comme un mal. Mon corps imaginaire, lui, est constitué de toutes les perceptions en miroir que me proposent ceux qui m'entourent ou que leurs regards, leurs descriptions, me renvoient de cette apparence que j'ai pour eux. Il peut s'enrichir d'images intérieures de mon organisme : radiographie, échographie etc. Mon corps symbolique, lui, c'est l'ensemble des nominations de tous ces organes, fonctions, états, dont la connaissance commune et la science médicale me livrent et m'imposent à la fois l'inventaire, avec les qualitatifs de leurs évolutions, voire de leur absence, de la normalité ou de l'anormalité etc.

Ainsi la situation de malade comporte pour moi le réel immédiat de ce que je ressens d'inexplicable, de discontinu, dans l'ordre du déplaisir, du tourment ou de la détente physiologique. Elle inclut aussi ce que je parviens à imaginer de ces modifications charnelles et psychiques que j'éprouve, ainsi que des images que je puis produire en conscience de mes états antérieures ou de mes améliorations futures. Souvenirs ou fantasmes. Et je ne puis me réassurer de la validité actuelle de mon image qu'en authentifiant le regard des autres, des soignants notamment : car la normalité de l'image n'est pas pour moi sans importance. Elle touche à l'énigme des formes et de leur pérennité : malformations, déformations, difformités ébranlant mon narcissisme. Enfin, cette réalité libidinale et imaginaire, si elle me sollicite, n'en reste pas moins obscure, voire dangereuse, inquiétante. Ce sont « les mots pour la dire », c'est-à-dire, le savoir de la médecine, qui seuls peuvent m'assurer que ce qui m'arrive ou ce que j'imagine n'est pas innommable, mais entre bien dans un champ de significations connues et que partagent les autres êtres parlants. Bien entendu, comme sujet, j'ai eu des apports symboliques tenus de mes parents, de mon milieu. C'est ce qu'on appelle l'opinion commune. Mais ce que propose la science médicale, c'est un réseau symbolique dont les éléments constituent une connaissance plus précise, plus utile, disait DESCARTES, de la maladie ou de la santé et de la maîtrise de ses évolutions.

Allons plus loin. Si la maladie entraîne la dépendance, cette dernière va conditionner les modes de réalisation et de satisfactions par lesquels ma libido de malade, soit mon désir de vivre, va s'écouler. La machinerie pulsionnelle ne s'arrête pas ; elle est entravée, ralentie. Je vais continuer à investir, d'une part les images de mon corps propre (c'est mon narcissisme), d'autre part des objets de satisfaction. Cependant le courant narcissique est perturbé. Comme l'a souligné FREUD, l'intérêt d'autrui (proches, soignants) pour une partie de son corps et l'attention que moi-même y porte, contribuent à élever cet élément corporel au niveau d'un centre intense de la préoccupation narcissique. Même si cet organe ou fonctionnement est douloureux, il n'en revient pas moins une grande importance qui, pour l'inconscient, est source de satisfaction. Il peut donc y avoir contradiction entre mon souhait conscient de me débarrasser de mes symptômes et l'exploitation satisfaisante que j'en fait au niveau inconscient. Cet attachement à mon mal, parfois perceptible par l'entourage et apparemment irrationnel, sera d'autant plus fort, que les autres modes de satisfactions d'amour propre auront été entravés dans la réalité actuelle. Soit que je me sente diminué socialement, ou inutile, ou mal aimé etc. FREUD remarque à ce sujet que le plaisir et la douleur étant proches, lorsqu'ils sont excessifs, on peut en arriver parfois à un auto-érotisme à l'envers lié à la focalisation sur l'organe surinvesti. C'est la façon dont on me soigne qui permettra un emploi de cette libido dans ses formes plus élaborées, par la reconnaissance sociale, l'estime déclarée, la façon culturelle de me penser, de me nourrir etc. Il y a induction, par le comportement des soignants, des niveaux habituels ou régressés, infantilisants, auxquels peut être maintenu mon narcissisme de malade. Chacun le sait plus ou moins, mais le processus auquel la psychanalyse invite à réfléchir, est le contre coup de cette dépendance sur ce que l'on pourrait appeler le « narcissisme du symptôme ».

Par ailleurs, la condition imposée par mon état, m'oblige à aménager ma libido affective, agressive, érotique, orientée vers des objets-moyens de satisfaction. Car je dois abandonner, provisoirement au moins, nombre des modes de satisfaction qui m'étaient habituels. Mes activités sexuelles sont suspendues, mes sublimations culturelles, professionnelles également. La libido demeure, même si mon métabolisme a faibli. Je dois donc revenir à des modes de satisfaction plus adaptés. J'en ai le modèle en mémoire. Ce sont des solutions déjà éprouvées dans des situations antérieures de dépendance. On assistera donc à des réaménagements régressifs, appelés régressions à des phases d'existence qui avaient été dépassées. Par exemple une reprise des préoccupations et satisfactions orales, goût des saveurs ou heures de repas oubliées etc., retour à des demandes de présence, des exigences ou caprices de confort…là encore ce qui va être sollicité, dépendra de mon histoire personnelle. Et ce qui sera toléré par le soignant, dépendra des retrouvailles de celui-ci avec les modèles de tolérance ou d'agacement , issus de sa propre enfance. Quelques soient, par ailleurs, les équilibres ainsi trouvés dans la réalité de l'hospitalisation, ils peuvent s'avérer insuffisants ou décevants. La libido disponible ne va trouver son emploi que par l'investissement d'images affectives. C'est la part de la rêverie, des fantasmes. C'est aussi la source des projections et transferts sur les personnes de l'entourage : médecin, infirmière, aide-soignante. Sympathies excessives, ou rétorsions agressives, séductions, intérêts pour les corps ou parties de corps que la promiscuité du soin favorise. Si les soignants répondent effectivement à ces propositions plus ou moins signifiées ouvertement, ils consolident par leur propre contre-transfert ma position imaginaire de patient.

Bien entendu, ces aléas de la relation de soins paraîtront plus ou moins déterminants selon qu'il s'agit d'une hospitalisation de courte durée, d'une avancée vers la guérison ou de l'assomption partagée d'une maladie chronique. Il est en tous cas une situation interhumaine où la prise en compte de tels facteurs (avec la formation correspondante des équipes soignantes) revêt une importance particulière. Ceci en raison du caractère irréversible et ultime de la dépendance, instaurée : celle des phases terminales.

Ceux qui assistent fréquemment des malades en fin de vie notent, en ces circonstances plus qu'en d'autres, un affleurement d'états psychiques insoupçonnables quelques semaines ou quelques jours auparavant. Deux connotations s'imposent alors à l'esprit des soignants. D'une part il y a quelque chose d'incompréhensible dans l'urgence muette des signaux du malade, d'autre part l'angoisse est intense, souvent plus que dans les dernières heures de la vie. Ces tourments et leurs impacts sur l'état émotionnel des infirmières ou des proches, nous deviennent moins énigmatiques, bien que restant difficiles à verbaliser, si nous établissons un lien entre la dépendance terminale et la dépendance primaire. Tout se passe en effet, comme si l'affrontement à la mort et les marasmes de la première enfance témoignaient d'une même immersion dans l'impuissance. Dans les deux cas, le sujet ne peut connaître ce qui lui arrive. Car, pour reprendre la formule d'un psychanalyste : « l'homme ne sait pas la mort ; il sait seulement qu'il mourra » [6] Quant au bébé, il ne sait pas la vie de son corps. En dehors des moments chaotiques de douleur ou de détente, il n'est....RIEN. Les angoisses les plus archaïques, celles du chaos ou du néant, et l'angoisse adulte de ne devenir rien ou de dépersonnalisation totale, ont ceci de commun : elles accompagnent une détresse psychique liée tant aux affres incontrôlables du corps qu'à l'impossibilité de leur représentation. Nous savons que le nouveau-né surmonte peu à peu les incohérences de ce vécu pulsionnel en un lieu autre, dont la stabilité diffère des mouvances corporelles. Ce lieu est celui de la Parole, construit et assuré par la mère. Selon la belle expression de Denis VASSE, « Elle le fait habiter dans la demeure de son nom »[7].

Nous remarquons alors que, lors d'une réactualisation de la dépendance primaire, à l'occasion d'un processus de fin de vie, l'appel si fréquent et parfois déchirant à la Mère, prend une signification beaucoup plus fondamentale que celle de quelque nostalgie affective. Premier et dernier rempart contre une menace psychique de la dislocation ou de néant, il relance la quête d'un lieu intemporellement garanti dans la nomination.

De quelle mère s'agit-il ? Ou plutôt, comment le sujet peut-il dans les échos éternisés de l'imago maternelle, chercher l'assurance d'un immédiat secours ?

Nous devons ici nous référer à ce que FREUD et ses élèves ont appelé : régression d'objet. Le sujet, s'il a perdu son lien avec l'objet

---

[6] **Denis VASSE *L'ombilic et la voix*. Ed Seuil**
[7] **Denis VASSE . Opus cité**

d'amour ou les objets d'amour récents, (partenaire, conjoint, famille), va introvertir sa libido en tirant une satisfaction fantasmatique d'objets d'amour évoqués, avec différents masques ou déplacements ou projections (sur des soignants entre autres), mais reliés dans l'inconscient à une personne jadis investie comme désirable. Or, les associations remontent peu à peu de ces objets qui ont jalonné le développement affectif et sexuel du sujet vers le prototype auquel ils s'étaient substitués : il s'agit bien entendu du corps paternel ou maternel, interdits lors de la mise en acte du complexe d'Œdipe. D'où une culpabilité inconsciente et parfois intense liée à ces fantasmes. Mais qui dit culpabilité, dit sauvegarde de la Loi. Si la régression se poursuit, elle va évoquer des objets partiels plus archaïques concernant l'époque anale ou oral, liés à la petite enfance. Dans la mémoire inconsciente où le temps n'existe pas, où la satisfaction de jadis est aussi indestructible que celle d'aujourd'hui, la régression, en substituant des images aux choses, des intentions libidinales à des réalisations libidinales, va réveiller des représentations interdites, c'est-à-dire tomber sous le coup de la Loi. Arrivée à ce stade, la régression d'objet va donc être bloquée normalement par la condamnation du Surmoi, instance psychique indépendante des éléments biologiques et des enjeux pulsionnels. Si le Surmoi (paternel) est défaillant, par suite d'une régression au stade du Surmoi maternel, l'instance d'interdiction du Père n'est pas prise en compte ou est déviée. Le sujet va alors se trouver désemparé devant le danger de l'expérience fusionnelle, archaïque , que nous avons évoqué tout à l'heure. Il traversera une crise d'angoisse. Ce point est très important pour nous, car il peut nous aider à comprendre un combat intra-psychique. D'une part dans sa demande de soins et dans ses retrouvailles avec la dépendance primaire, le grand malade en appelle à sa mère et aspire à retrouver son Secours-Séducteur, apaisant et érotisant. D'autre part il a besoin de cet appui de l'instance paternelle (pour reprendre l'expression de LACAN), appui du « non » symbolique qui interdit l'équivalence fusion primaire-nirvana intra-utérin. Il est donc difficile de décider à priori, si l'angoisse dont nous sommes témoins est angoisse de perte de l'objet d'amour maternel, angoisse d'abandon et de séparation, ou angoisse du vide symbolique, du manque de ce qui incarne la figure paternelle : l'univers des nominations, de la filiation, et de la Loi. Nous pouvons cependant estimer que plus le patient s'éprouve comme « objet corporel » de soins, moins il se sent reconnu et appelé dans son être (historique, social, inclus dans une filiation), plus augmente la probabilité que l'angoisse, après avoir été celle de perdre l'objet d'amour, devienne signal du danger de sa propre dépersonnalisation.

Il faut souligner ici, que deux facteurs contribuent chez les grands malades à une régression extrême. Au niveau libidinal, la satisfaction liée au désir de vivre est concentrée sur l'oralité. S'alimenter et boire, mobilisent les dernières forces que laisse à disposition l'immense fatigue de la fin de vie. A quoi répond également une préoccupation quotidienne des soignants.

Par ailleurs, la blessure narcissique intense qu'a apportée la dégradation des images du corps propre, renvoie le sujet à la première image constitutive de puissance du Moi : la forme spéculaire du corps maternel. Contemporaine du stade oral, cette image est chargée d'une durable signification : le réconfort et l'omnipotence. Dans l'enfance, comme l'a noté André GREEN [8], si la mère devient le support d'une omnipotence, accompagnée d'idéalisation, on assiste à des troubles de caractère psychotique. En phase terminale on connaît les accès de terreur ou les épisodes délirants qui rappellent ces troubles et signent peut être leur réactivation.

Quelles conclusions tirer de ces conditions de dépendance terminale et de la pente régressive qui s'y manifeste ? La psychanalyse nous a appris que, plus manque le lien symbolique et son altérité, son caractère de message actif à un destinataire, plus s'instaure une inflation de l'imaginaire dont le patient devient captif., avec augmentation de l'angoisse et de la culpabilité. Car l'angoisse s'atténue par la parole, du fait que celle-ci permet le refoulement des images interdites.
Quant à la culpabilité, les grandes traditions morales n'ont pas attendu la psychanalyse pour comprendre qu'elle se dissout au moins temporairement dans l'aveu, que celui-ci soit explicite ou masqué. Il faut donc situer le dialogue avec le malade, verbal ou non verbal, non dans le registre affectif ou de compassion, mais d'abord et surtout comme moyen thérapeutique. C'est à ce niveau que les soins palliatifs pourraient exiger la reconnaissance non d'une belle âme mais d'un savoir.

On peut évoquer ainsi des raisons d'ordre éthique. Seul La parole échangée, ou son substitut, est conforme à ce qu'exigent les droits de l'homme, à savoir d'être reconnu et établi dès sa naissance comme pour sa

---

[8] **André GREEN** ***Narcissisme de vie et Narcissisme de mort.*** **Ed de Minuit**

mort, au-delà du fait biologique qu'il constitue, dans la dimension de filiation qui le hisse au niveau des êtres libres. Pourquoi Libre ? Libre vient du latin liber . Liber c'est l'écorce d'arbre qui, lorsqu'on la retourne propose une surface pour l'écriture. Ceci avant la découverte du papyrus. D'où l'autre dérivé linguistique de liber : le livre. L'homme libre, c'est celui qui est à la fois inscrit dans un registre de parentés, et lui-même lieu d'inscription : car son corps est signifiant d'un désir parental. L'esclave le doulos, n'est pas signifiant. Il est un objet commercialisable, disponible comme un animal domestique ou de laboratoire. L'éthique consiste à reconnaître et prendre en compte ce lien du corps humain à l'univers des écritures et des paroles, son articulation entre organique et symbolique. Comme l'écrivait Serge LECLAIRE : « le fait que le corps parle, agite des signification mais aussi le corps pâtit de la parole ». Ajoutons Qu'elle soit prodiguée ou refusée.

Les ravages causés par l'oubli de ces exigences symboliques touchent ils la seule psyché des grands malades ? Ce serait oublier l'interaction duelle de la relation de soins. Les conséquences d'une expérience relationnelle insuffisante ou condamnable affectent l'Idéal du Moi, et pèsent sur la conscience collective des soignants. Lorsque l'organisation de l'activité professionnelle contraint nombre d'infirmières ou d'aides soignantes à multiplier les ruptures de liens , à saborder la barque des échanges , à réduire leur temps de présence à quelques instants chronométrés, l'ombre de la « Mère abandonnique » n'est plus loin. Et si son instance vient alors les accompagner dans leur tache, elle touche également les proches et la profession hospitalière dans son ensemble. Il ne peut s'ensuivre qu'un profond désir de justification collective. Or nous connaissons la notion inconsciente qui, chez l'être humain confronté à l'abandon, résulte d'une telle tension. Si paradoxal que cela puisse paraître, elle condamne un objet tiers : la haine du père.

D'où la question conséquente pour le malaise collectif ici évoqué : qui incarnera la figure du Père ?

# 2

# Euthanasie et Parricide ♦

Il semble bien qu'une question ne soit jamais posée dans les débats médiatisés concernant l'Euthanasie. Et la permanence de son évitement laisse à penser qu'elle est l'objet d'un refoulement collectif. Puisqu'il y a deux acteurs dans le meurtre, l'un qui agit et l'autre qui subit, cette question la voici : qui a la jouissance du meurtre, et de quelle jouissance s'agit-il ? Car il faut tout de même prendre en compte la différence qu'il y a entre une agression animale prise dans la chaîne des réflexes et gestalts ordonnant la survie de l'individu ou de l'espèce, et le passage à l'acte de l'agressivité humaine incluant une liberté de représentation ou de réalisation.

Ce que nous enseignent les cures psychanalytiques dans cet ordre de choses est clair : pas de meurtre sans jouissance… ou peut être, et nous allons dégager la logique Freudienne qui aboutit à cela : la vérité de l'inconscient, c'est que le meurtre et la jouissance sont adossés l'un à l'autre comme FOUCHE et TALLEYRAND constituant, selon le mot de Napoléon, un couple où le vice s'appuie sur le crime. Pour FREUD, vous le savez, le matériel accumulé dans les analyses et dans les rêves ou études anthropologiques met au premier plan l'énigme de ce lien.

Quelque chose d'indestructible se retrouve à travers les âges et les êtres : ce lien entre meurtre et jouissance. Vous connaissez l'hypothèse centrale qui va en découler : c'est le meurtre du père et la jouissance de la mère qui constituent les deux facteurs originaires de ce lien. Seule une telle hypothèse peut rendre compte de ce que les deux interdits majeurs de toutes les cultures que nous connaissons, visent à contenir ces appétits liés

**♦ Ce texte a déjà fait l'objet d'une publication dans le numéro 8 de Décembre 1997 de la Revue francophone d'éthique et des soins de santé ETHICA CLINICA.**

et leur danger potentiel. Interdiction du parricide, interdiction de l'inceste. Autrement dit, bien que l'on trouve des variations de perspectives juridiques, ou de légalisations, une telle universalité permet d'affirmer que le couplage de ces deux défenses apparaît comme fondateur de l'ordre même de la Loi. Et si ces deux interdits majeurs ont autant préoccupé l'humanité c'est bien qu'ils étaient nécessaires pour contrôler un penchant universel incompatible avec la société humaine. Autrement dit : il y a de la jouissance à tuer le père ; le tuer étant dans les temps anciens le moyen de dévorer, comme cela est commémoré de façon rituelle dans le repas totémique.

Bien entendu, on va objecter : cette envie de tuer est peut-être l'apanage de certains ; tous ne la ressentent pas. Cette objection résulte d'une confusion entre ce que nous nous représentons parfois consciemment, à savoir une intention envers autrui, et ce que la psychanalyse appelle une pulsion de meurtre. La pulsion ne fait en aucun cas partie du système conscient où seuls ses représentants psychiques peuvent parvenir. La pulsion au parricide ou à l'inceste se dévoile dans les cures psychanalytiques, ou dans les rêves, ce qui ne veut pas dire que chacun la perçoit ou l'agit sans des transformations d'images ou transpositions d'activité qui souvent la masquent.

Mais alors, si la prohibition du parricide et de l'inceste est au fondement même de l'idée de Loi dans l'humanité, et ceci depuis l'aube de la culture, qu'advient-il lorsqu'un décret ou une légalité autorisent la transgression de cette Loi ? Plus précisément, comment l'agent du meurtre et la société qui l'approuvent peuvent-ils psychiquement résister à l'empire indestructible des pulsions de destruction ?

Dans nos sociétés contemporaines, l'expression « euthanasie d'un malade » a peu de sens. Car, on ne tue pas un corps-esclave mais un Fils ou une Fille, un Père ou une Mère. Ceci en raison du fait que l'esclavage ayant disparu, tout sujet malade ou mourant appartient à une filiation et a sa place symbolique dans un système de parentés. L'atteinte à sa vie, si elle peut apparaître un simple comportement, met en réalité en jeu le fait même de sa Filiation et de son inscription. D'où la vérité psychique du concept de Parricide.

La question qui se pose à propos de l'euthanasie aujourd'hui ressort de ce champ. Si le passage à l'acte de mise à mort dans l'humanité trouve ses ressorts psychiques profonds dans l'élimination des images vivantes du

Père, ou du Fils, comment tuer ? Est-il possible de tuer ? Et dans quelles conditions, sans être appelé meurtriers ?.

Dans le brouhaha des échanges, fussent-ils imaginaires, des protestations, des enlacements et des soins, on oublie que la communauté qui entoure le grand malade en situation extrême est auditrice d'un jugement le concernant. Ce jugement dit : « il est condamné, (sous-entendu), à mort... », « qui exécutera la sentence ? « , devient dès lors la question subsidiaire du jugement préalable. Tuer sans être dit meurtrier suppose en effet l'obligation , ce qui revient à poser la question : par quels montages, dans quel procès imaginaire ou explicite quelqu'un va-t-il recevoir imposition de se substituer en tant qu'agent humain à l'agent naturel, virus, métastase, maladie ; c'est à dire de devancer un processus du champ biologique par un processus touchant à l'espace de la filiation ? Car nous ne pouvons échapper à la logique suivante : dans la mesure où le réflexe, la gestalt, n'est pas productrice de l'élimination et de sa limite, mais que cette élimination nécessite chez l'homme un acte pulsionnel, avec sa source et sa quête indestructible de satisfaction, s'ouvre nécessairement, dans une perspective de la limite de son ordre, la dialectique de l'innocence ou du crime.

L'euthanasie, parce que nous ne sommes pas réductibles à l'état de vivants sans paroles et sans inconscient, ne peut être banalisée comme geste médical qui serait, par décret, placé hors de la problématique de l'innocence ou du crime. Ce serait incompatible avec la formule juridique : ce n'est pas l'acte qui fait l'accusé mais l'esprit dans lequel il est accompli. Et ceci nous ramène à la liberté ou à la contrainte qui s'impose à l'esprit du meurtrier.

En fait, ce que la psychanalyse peut apporter dans ce débat tient au primat accordé à un désir refoulé de parricide qui s'avère chez l'homme si puissant qu'il a nécessité dans l'organisation sociale les plus fortes et plus universelles prohibitions. Vous remarquerez que dans les situations où cette prohibition est levée, la Loi du Talion est respectée. En effet, le soldat peut tuer des hommes sans être dit meurtrier, parce qu'il a lui-même accepté de sacrifier sa vie pour la Patrie, comme le révolutionnaire ne se reconnaît pas meurtrier dès lors qu'il a sacrifié sa vie à une cause. On a souvent dit que l'idéal était l'alibi des massacres. Plus profondément, il est le garant de ce que seul le sacrifié peut tuer –si j'ose dire- hors meurtre, c'est à dire dans une circulation non prohibée du sacrifice.

Nous avons vu plus haut que le parricide, comme passage à l'acte, était meurtre de l'image du Père. Le sacrifice, lui, s'instaure dans la culture comme représentation et répétition symbolique, maîtrise, du passage à l'acte. Il devient alors l'expression articulée de la perte dans la généalogie. En effet, c'est une image du père, symbole totémique puis religieux, qui est mise à mort, ce qui satisfait à la pulsion inconsciente en même temps que cette mise à mort est reconnue par le groupe qui en assume la responsabilité comme liée à une faute qu'il faut racheter par l'offrande. ( Pour ceux que cette problématique intéresse, je rappellerai le passage de Totem et Tabou, chapitre de la section IV), où FREUD étudie, sous l'angle de l'atténuation de la culpabilité par le sacrifice, la montée de la doctrine chrétienne dans un environnement culturel dominé alors par le culte de MITHRA)

Sous un autre aspect que celui de l'énoncé « tu ne tueras point », la question du parricide peut intéresser la clinique en ce qu'elle a suscité un interdit millénaire. Il concerne historiquement le toucher du corps d'autrui dans certaines circonstances. Est tabou, intouchable tantôt le corps de l'adolescent, tantôt celui de la femme ayant ses règles, tantôt celui du malade surtout celui du seigneur (roi, chef etc.), en général aussi celui du mort. S'appuyant sur les données de l'anthropologie et sur la clinique des névroses obsessionnelles, FREUD rattache ces différents tabous à leur objet imaginaire : le corps du Père ou de la Mère. Plus précisément ce qui est tabou étant par définition à la fois sacré et impur, concerne à l'origine ce qui ne peut-être atteint sexuellement et ne peut être objet du désir : le sexe paternel et son objet, le sexe maternel. Ainsi, la loi du tabou rend intouchable et impossible à éprouver par la jouissance du toucher ce qu'interdit la loi de l'inceste. En même temps , cette prohibition du toucher renforce la protection du corps considéré contre ce que le geste sexuel pourrait contenir d 'ambivalence au point de favoriser l'agression et d'entraîner le parricide. Il convient donc d'attirer l'attention sur deux questions :

1 - les prohibitions telles que l'interdit du parricide ou le tabou du toucher ont été édictées dans toutes les cultures parce qu'elles contribuaient au refoulement d'un penchant permanent, indestructible de la psyché humaine. La levée de l'une ou l'autre de ces prohibitions peut-elle avoir elle aussi, -et sans risque- un caractère universel ?

2 - l'étude des névroses nous montre que la satisfaction inconsciente et coupable éprouvée par la mort d'un parent peut perturber l'équilibre psychique de certains sujets. En ce sens l'euthanasie doit elle être considérée comme un acte concernant uniquement le patient ou également l'agent, voire le demandeur ; auquel cas, ils ne peuvent en sortir indemnes qu'à titre d'obligation sacrificielle ?

Ces questions renvoient, vous le voyez à une autre interrogation : quelle fabrication d'idéal social peut fonder une telle obligation ? Ajoutons ici qu'il est remarquable de noter, dans les émissions télévisées, une inflation permanente du rabattement des problèmes sur la corporéité : douleurs, paralysie, épuisement, etc. et sur ses images. Mais peut-on ou non tuer un corps médicalisé, pour des « raisons » inhérentes à ce corps lui-même, hors chaîne des places dans la filiation ?

Cette question fut abordée par Sophocle. Dans les Trachiniennes, la question de l'euthanasie est abordée devant le public grec. Héraclès demande à son fils hyllos de le porter sur un bûcher au sommet de l'Oeta et d'y mettre le feu afin que la mort le délivre de la terrible douleur qu'il endure (la tunique de Nenus ayant empoisonné sa peau) Retenons deux passages du dialogue où l'acte « médical » et la question du parricide sont liées :

*« Hyllos : ah ! que dis-tu là, père ? et comme tu me traites !*
*Héraclès : je te dis ce que tu dois faire. Sinon, sois le fils d'un autre, au lieu d'être appelé le mien.*
*Hyllos : Hélas à quoi me convies-tu ? A devenir ton meurtrier, ton assassin.*
*Héraclès : non certes, mais mon médecin, seul guérisseur de tous mes maux [...]*
*Hyllos : ah ! pitié, ma détresse est sans bornes.*
*Héraclès : parce que tu refuses d'obéir à ton père.*
*Hyllos : est-ce à toi de m'apprendre l'impiété, ô père ?*
*Héraclès : il n'y a point d'impiété à satisfaire mon désir.*
*Héraclès : oui, j'en prends les dieux à témoins.*
*Hyllos : je t'obéirai donc, je ne veux pas te dire non, mais ce sera en dénonçant aux dieux l'acte comme tien. Je ne saurais être coupable en obéissant à mon père ».*

Venons-en maintenant à un aspect plus immédiat, plus clinique. Dans l'Homme, la Nature et le Droit, au chapitre intitulé « Servitudes, servitudes », C. LABRUSSE-RIOU, définit deux délits : celui de disposer de la personnalité juridique (même inconsciente) pour abolir son droit à la mort naturelle et celui, à l'opposé, de supposition d'être vivant, lorsqu'un destin humain est réduit à sa survie biologique, ceci pour des fins scientifiques, politiques ou successorales. L'euthanasie, aujourd'hui, est une question liée à celle de ce que l'on a appelé l'acharnement thérapeutique. Il me semble que ces termes approximatifs et très médiatisés nous portent au cœur de la difficulté à laquelle s'est trouvé confronté FREUD vers les années 1918-1919 et dont il s'explique dans Au- delà du Principe de Plaisir . En opposant les pulsions de vie et les pulsions de mort, il note que les pulsions de vie sont "« trouble-fête », liées à la quête d'objet avec les deux ordres de quêtes que nous connaissons bien : la faim et l'amour. La pulsion de mort, elle, se manifeste comme la tendance la plus générale de tout ce qui est vivant à retrouver le repos du monde inorganique.

Or ceci implique une différence dans le registre du temps. Car les pulsions de vie sont étroitement liées aux rythmes physiologiques. Elles s'inscrivent dans une durée où alternent les montées d'excitation et les instants de satisfaction. En ce sens, chaque séquence pulsionnelle se déploie dans un temps irréversible. Une séquence est suivie d'une autre, différente ou équivalente, mais soumise à la même irréversibilité. Entre ces séquences, il y a, si l'on accepte l'expression, des temps linéaires à énergie constante minimum. Ce sont presque des temps morts. Comme ceux de l'inorganique. Car le temps de durée d'une pierre ou d'un cristal est celui que mesurent linéairement nos horloges, sans variations ou rythmes internes. Si j'évoque ces données apparemment abstraites, c'est parce qu'elles nous concernent au plus haut point. En effet, tout apport technologique : prothèse, pile, machine à pomper, introduit dans le corps malade une autre organisation artificielle à côté de l'organisation du vivant. Cette organisation artificielle échappe au rythme physiologique. Comme toute composition inorganique, elle est à la fois déjà morte et sans fin, au phénomène d'usure près. D'une certaine façon, si le terme d'écharnement thérapeutique est discutable, celui d'intrusion inorganique est tout à fait adéquat.

Mais on remarquera que cette introduction d'une organisation hors-mort au sein de l'organisme vivant conduit automatiquement à la nécessité d'aménager, à côté du processus de mort naturelle, un protocole de mort artificielle, sous la forme d'arrêt de fonctionnement ou de destruction de l'organisation mise en place. Le plastique, le platine, le semi-conducteur ou la puce électronique ne meurent jamais. Pourtant ils sont porteurs de condamnation, puisque arrêter leur service ne sera pas un fait naturel mais un fait culturel. Ainsi ce que l'assistance biotechnique gagne en retard à l'heure d'un décès naturel, ce qu'elle évite dans l'immédiat est en fait transféré dans le registre de la « décision » de mort. La possibilité de la coïncidence ou de la non coïncidence d'un tel arrêt avec l'heure que réservait l'ordre naturel à la venue imprévisible des Parques, ouvre un espace euthanasique nouveau. En effet, il ne s'agit plus du meurtre demandé par HERACLES à son fils, en raison de la torture endurée, et mettant en jeu la transgression dans la compassion. Il s'agit de la mise en condition du corps vivant où le non-organique déjà déposé en lui deviendra l'un des facteurs de sa mort. Bien entendu nous devons faire une différence entre l'apport d'éléments inertes métabolisables et d'éléments irréductiblement non-métabolisables. Les composés minéraux d'un médicament vont être intégrés dans l'organisation téléonomique du vivant. Ils seront, au bout d'un certain temps mis au service du projet global de l'organisme. Par contre, telle machine, tel composé électronique, telle prothèse sont inscrits dans une logique de non-intégration parce qu'ils constituent en eux-mêmes une autre organisation, un autre système clos, inventé par l'homme. Ils vont donc cohabiter avec l'organisme vivant dont ils assistent certaines fonctions, tout en étant eux-mêmes déjà morts, au sens de l'inerte chez FREUD. Que leur cessation de fonction implique le niveau zéro des forces de vie qui s'opposent à la mort (pour reprendre l'expression de BICHAT), montre que cette cessation a été inscrite des l'implantation comme une possibilité indépendante du combat du vivant.

Il faut ici attirer l'attention sur le « leurre », au sens comportemental du terme, que constitue dans ces cas l'acharnement scientifique. En effet, le vivant accepte ou rejette les organismes ou corps étrangers selon qu'il les a reconnus ou pas. Mais si l'assistance mécanique reste extérieure à la chimie du vivant (appareil de perfusion par exemple), et ne lui introduit que des éléments qu'il reconnaît, par exemple du sérum, l'organisme réagit comme s'il produisait lui-même ce qui contribue à sa survie. De ce point de vue le moment d'une euthanasie passive, arrêter la perfusion, est un moment de dissipation du phénomène de leurre. On a pu « tromper » le vivant mais on ne remplace pas sa vie. Et l'on notera ici que la maîtrise biochimique qui prolonge la vie a ce double aspect d'exactitude temporaire et de tromperie à terme. Ce qu'on appelle le sentiment d'échec de certains médecins pris dans la logique de leur science, au moment où ils ne peuvent plus rien pour leur malade coïncide en fait avec la levée subjective d'une illusion. Cette illusion tenait à la fiabilité provisoire du processus expérimental avec refoulement ou oubli de sa dimension de leurre.

*   *
*

# III

# LA MALADIE NE MEURT JAMAIS

*Préliminaire*

*Qu'est-ce que l'objet « maladie » ? L'histoire de la médecine témoigne de sa lente transformation. De l'Art médical à la Science du vivant, les niveaux d'objectivation se sont déplacés. Par voie de conséquence le savoir médical est aujourd'hui enrôlé dans une recherche de quantifications qui le détermine et l'utilise.*

*La subjectivité médicale connaît, parallèlement, de profondes mutations, tant au regard des idéaux que dans la poursuite des satisfactions. Toutefois, la signification de son symptôme demeure pour le sujet souffrant d'un autre ordre que celle qui importe aux sciences de l'espèce humaine. Plus que jamais la relation praticien-malade s'éprouve dans une crise du désirable : Désir de guérison, de réconfort, associé aux projets d'une histoire singulière, ou Désir de maîtrise scientifique avec, pour paiement comptant, les effacements subjectifs devant l'exactitude.*

# 1

## L'élaboration objective

Dans le "Guide du Médecin Nomade" paru vers l'an 1000 à Bagdad, le célèbre médecin arabe RAZI conclut pour son lecteur étudiant : "si tu es passionné par l'art médical, et que tu veuilles que rien de ce qui y touche ne te dépasse ni ne te vainque autant que faire se peu , rassemble alors un grand nombre de livres de médecine, réserve toi un cahier où tu classeras toute maladie qu'un livre a peu décrite ou négligée. Fais le pour n'importe quel genre de maladie. La conservation d'une bonne santé s'acquiert au moyen d'un diagnostic, d'une cause, d'une division, d'un signe, d'un traitement, d'une préparation, d'un pronostic, d'une surveillance. Une bibliothèque abondante qui conserve les dits et te facilite l'appréhension de ce que tu lui réclames, cela est, Dieu merci, un grand trésor" [9].

Ainsi pour RAZI, qui a pratiqué les mathématiques, le raisonnement médical s'appuie non sur un formalisme rigoureux mais sur la complexité des observations faites au chevet du malade. La maîtrise de l'accès fébrile ou de l'évolution morbide dépend de la confrontation de l'observation du cas et de sa référence au savoir accumulé dans les livres.

C'est que l'Antiquité grecque est loin où la médecine avait partie liée avec la Sagesse, le Nombre, le Devin, et proférait des oracles. Dans cette ère qui va du Xe siècle à la Renaissance, le médecin devra tirer son influence de pouvoirs incertains, ne la tenant plus d'une aura sacrée. RAZI témoigne d'ailleurs de la mentalité de l'époque lorsqu'il écrit : "Nous sommes ici bas des êtres condamnés à l'existence, aspirant à ne jamais contracter de maladie, et à nous en sortir au plus vite, à l'endurer le moins

---

RAZI *Guide du Médecin Nomade.* **Ed Sinbad**

de temps possible. S'il nous arrive, par malheur, de tomber malade. Cel n'est pas dans les capacités de l'art médical ; c'est pour cela que nou voyons rarement un médecin loué par tous les malades" [10].

Mais affirmer que la médecine tire son pouvoir d'une connaissanc accumulée, c'est reconnaître qu'elle ne dépend, ni de la sagesse des califes ni de la révélation de leurs conseillers. A la différence de la théologie d chrétienté médiévale qui impose sa régence aux autres disciplines, parc que les causalités apparemment diverses se soutiennent de la Caus Divine, le Coran stipule que la science des âmes appartient à la religion tandis que la science des corps appartient à la médecine. Les médecin arabes vont pouvoir dégager peu à peu un objet spécifique de leur savoir Cet objet sera "la maladie". Mais où peut-elle apparaître dans s permanence, dans son essence, au-delà de son incarnation dans l souffrance de tel corps humain ? Quel statut donner à cette entité? étrange multiple et fugace, transitoire ou fatale, qui ne laisse discerner qu'à traver de patients efforts de connaissance, ne manifestant rien d'une intentio divine, et qui s'avère telle que "la durée de la vie ne doit pas Etre livrée la négligence, pas plus que l'éternel à la fable ? "

A l'aube du second millénaire, RAZI est sans doute l'un des premier médecins qui ait vu dans l'hôpital, indépendamment du lieu de secour qu'il constituait, un dispositif idéal pour le recensement des cas e l'enseignement de savoirs dont l'objet serait précisément "la maladie". Le "bismaristanat", centres d'analyse clinique et de formation ont assuré e terres d'Islam le développement de la médicalisation au sein de institutions d'hospitalité.

Pour cette clinique, l'objectivation qui va permettre le diagnostic n'e pas séparable de la durée particulière dans laquelle elle s'élabore. L maladie se dévoile au cours d'une histoire du corps dans un espace-temp où le médecin doit s'établir "pour l'habiter avec son malade". Chaque foi dans un trajet d'existence qui mène d'un équilibre perdu à un nouve équilibre, "la maladie est semblable à la route". Les raisons de cett disposition d'esprit tiennent à la méthode du double diagnostic. Il ser d'abord provisoire, puis différentiel. Le premier s'appuiera sur l reconnaissance des signes en les identifiant grâce au savoir accumulé dar les bibliothèques. Mais la vérité de la maladie ne sera cernée que pa

---

[10] **RAZI op Cité**

l'observation de ses particularités, de son évolution chez le malade, avec ses accidents, ses accroissements et ses rémissions, bref, dans les détails de sa différence. Par ailleurs, les signes, qu'ils soient généraux ou différentiels, seront à repérer par l'étude universelle des fièvres, des pouls, des urines ou autres sécrétions. Comme l'a écrit M. FOUCAULT dans "Naissance de la Clinique", il s'agit d'une médecine descriptive. Cependant la plupart des grands maîtres arabes partagent avec RAZI une axiomatique qui leur est particulière : celle de la double appréhension du temps. Ils la doivent à deux courants de pensée. D'une part la philosophie grecque, reprise par AVICENNE qui vers la même époque rédige "le Canon de la Médecine" et "La philosophie Illuminative". Le temps s'y appréhende dans deux dimensions. L'une est celle de la potentialité d'un événement, l'autre est coextensive à l'acte qui présentifie cet événement au monde. D'autre part, la théologie musulmane tire du Coran l'idée que si les circonstances révèlent à l'homme des manifestations inscrites progressivement sur "la Table de son Destin", elles sont également fixées de toute éternité, et de façon informelle, dans le lieu du "Décret Immuable". La causalité divine produit un double effet : le "qadar", ou inscription voilée d'une chose immuable, et le "qadà", ou décret de son visible accomplissement [11] . RAZI note dans son commentaire du Coran: "c'est comme si cette question tombait dans le champ des contradictions, qu'on se place du point de vue des sciences de l'évidence et des sciences spéculatives, ou du point de vue de l'exaltation de Dieu relativement à sa puissance...". Compte tenu de cette double approche du temps, l'objectivation des processus généraux des maladies doit prendre en compte son dévoilement dans l'homme malade, où elles s'incarnent. Si le médecin déchiffre les lois organiques et leurs potentialités, ce dévoilement n'atteint à la vérité concrète qu'en fonction d'un existant singulier, de sa complexité et de son destin. Le véridique comporte la particularité du cas. Ce réalisme écarte toute tentation théologique. La médecine arabe se déclare "science des maladies" en ce qu'elle circonscrit son objet dans le seul champ des manifestations progressives et parfois irréversibles. Elle abandonne aux penseurs religieux la question du Décret immuable et éternel. "La lecture des livres de médecine est nécessaire mais insuffisante à l'Art médical, car il faut soutenir ses lectures par des visites aux

[1] **Al GASHANI** ***Traité du Décret et de l'Arrêt Divins*.** **Ed Sinbad**

malades". De la Perse à l'Espagne, une expérience clinique va ainsi s'accumuler dès le Xe siècle. Et lorsque se développera un réseau européen d'instituts cliniques, le Docteur MEAD écrira en 1745 à BOERDHAAVE: "avez-vous dans la bibliothèque de Leyde un traité de RAZI que l'on puisse traduire ?" BOERDHAAVE lui en enverra un [12].

Surtout apparaît avec les traités d'anatomie, les observations cliniques, les recommandations déontologiques, ce qu'implique l'enseignement des universités de Bagdad ou de Cordoue : une élaboration de la subjectivité médicale. Le médecin n'est plus oracle des dieux ni devin des califes, il est assujetti à l'ensemble des règles, connaissances scientifiques et habiletés pratiques qui constituent "l'Art Médical". Son désir doit le porter à regarder, écouter, distinguer les odeurs, palper les organes, prescrire les habitudes d'hygiène, composer les médicaments. Si la profession de médecin le voue à l'Art et non à la science exacte, ce n'est pas en raison de quelque insuffisance conceptuelle. C'est parce que l'invention est son lot. Non la sienne ; plus précisément celle de la Nature. Certes " à la fin de la destinée du monde aura lieu la désagrégation de la combinaison des corps en ces atomes mêmes. Telle est la matière absolue " [13]. Mais la maladie, comme la santé est une "forme actuelle" de l'être vivant. La vérité immédiate des symptômes ne renvoie pas aux lois éternelles de la matière mais à un moment de transformation dont les causes sont multiples et concourent aux modifications incessantes par quoi la Nature entretient la permanence des vies. "Si notre but est l'Art Médical, c'est qu'il est loisible de parler des conditions où se trouve l'homme au milieu de ces corps". Ainsi, cet Art dont le médecin est sujet n'est pas un savoir de la vie mais observation et modification des "conditions" du vivant. Il s'exerce sur la trace du multiple. Le sort d'une telle connaissance est lié à la complexité des "formes" de toute individuation biologique. Et si le sujet de cette intellection ne prétend déterminer exactement ce que sont la santé ou la maladie, c'est parce qu'il ne peut se substituer à la Nature en égalant sa performance: elle fait preuve d'une minutie et d'une précision inventives dont il est lui-même capable, mais seulement devant les objets inertes ou morts.

Cette relativité de l'objectivation des maladies sera récusée par

---

**[12] El Arbi MOUBACHIR *Présentation du guide du médecin nomade.* Ed Sinbad**

**[13] RAZI op cité Philosophie**

DESCARTES. Au début de l'an 1637, l'auteur du Discours de la Méthode" fait part aux lecteurs de sa décision: "j'ai résolu de n'employer le temps qui me reste à vivre à autre chose qu'à tacher d'acquérir quelque connaissance de la nature qui soit telle qu'on puisse en tirer des règles pour la médecine, plus assurées que celles qu'on a eues jusqu'à présent". En fin d'année, le 4 décembre, écrivant à son ami le physicien HUYGENS : "Je travaille maintenant à composer un abrégé de médecine", il affirme que la méthode de la "science admirable" connaîtra trois développements principaux, à savoir : "la médecine, la mécanique, la morale". DESCARTES praticien ? Oui, un peu plus tard. Lorsqu'il adhère à la Société des Frères de la Rose Croix, il s'engage devant Michel MEYER, médecin de l'Empereur d'Allemagne, à exercer la médecine gratuitement pour tous [14]. Durant la seconde partie de son existence il ne cessera de donner des consultations. Et la maison de Hollande sera un laboratoire. Une lettre au Père MERSENNE en témoigne : "...ils m'ont apporté plus d'une douzaine de ventres dans lesquels il y avait de petits veaux, les uns grands comme des souris, les autres comme des rats, et les autres comme de petits chiens où j'ai pu observer beaucoup plus de choses qu'en des poulets, à cause que les organes y sont plus grands et plus visibles".

L'effort de réflexion vise un double but. D'une part, appliquer la "méthode" à l'examen des organismes naturels. D'autre part, contribuer par ce travail ou "bien suprême de l'humanité qui est la santé". Le "programme" médical de DESCARTES était déjà inscrit dans la sixième partie du Discours [15] : "Il est vrai que la médecine maintenant en usage contient peu de choses dont l'utilité soit si remarquable ; mais sans que j'aie aucun dessein de la mépriser, je m'assure qu'il n'y a personne, même ceux qui en font profession, qui n'avoue que tout ce qu'on y sait n'est presque rien à comparaison de ce qui y reste à y savoir".

L'auteur a-t-il pu se procurer les traités de médecine arabe, peu disponibles dans le monde catholique d'alors ? Ou faut-il les inclure dans la discrimination suivante : "lorsqu'on est trop curieux des choses qui se pratiquent aux siècles passés, on demeure ordinairement fort ignorant de celles qui se pratiquent en celui-ci ? ". Toujours est-il que se consomme une rupture avec la réflexion et l'expérience cliniques longuement poursuivies dans les hôpitaux d'Islam. Le "reste à y savoir" qui, pour

---

[14] **D. DAVIDENKO *DESCARTES le Scandaleux*. Ed R.Laffont**

[15] **R. DESCARTES *Discours de la Méthode***

RAZI se renouvelait sans cesse par la dynamique même du vivant et constituait la limite de l'interaction homme-nature, devient pour DESCARTES un objectif de pensée qu'il convient de soumettre au calcul comme on définit "la force et les actions du feu, de l'eau, de l'air, des astres, et de tous les autres corps qui nous environnent". L'objet de la "science admirable" est de formuler les lois immanentes aux corps inertes comme aux corps vivants. "Je ne reconnais aucune différence entre les machines que font les artisans et les divers corps que la nature compose" (Principes de la Philosophie). La matière atomique absolue que RAZI situait en dehors de l'actualité concrète de la maladie se trouve ici promue lieu des certitudes expliquant les effets morbides et nous permettant "de nous rendre comme maîtres et possesseurs de la Nature". La subjectivité médicale connaîtra donc une profonde modification. Si l'intention de maîtrise inhérente à la science exacte déborde les occurrences pathologiques que vise le désir de soulager ou de guérir, ce dernier ne trouvera désormais sa légitimité que dans l'exercice de la première. Etre médecin, en quête de la compréhension des maladies, impliquera que les incertitudes relatives de la clinique soient subordonnées à la certitude absolue des mesures.

Un siècle plus tard, BICHAT renâclait. Sans reprendre vraiment les arguments vitalistes d'un STAHLL, ou les célèbres objections de DIDEROT, il tenait à montrer l'écart séparant l'objet de la physiologie de celui de la physique, se méfiant disait-il "d'un cadre rigide des relations métriques"[16]. C'était éviter une réduction de l'observable à son étendue quantifiable. Toutefois, comme l'a montré M. FOUCAULT l'irréductibilité de vivant à l'entité mécanique ou physique n'était pas la raison première du scepticisme de BICHAT. Plutôt le lien de la vie avec l'étendue où elle se manifestait lui paraissait secondaire par rapport au lien qu'elle entretenait, fondamentalement, avec la mort. Ce qu'il fallait refuser, c'était la non distinction des Méditations entre le naturel et l'artificiel, le vivant et l'inanimé. Faute de quoi on risquait de perdre à la fois la spécificité de la vie et la signification du trépas. D'ailleurs, d'un point de vue clinique, comment articuler les relations entre la maladie et la vie sans impliquer, à leur horizon logique, le concept même de la mort ? BROUSSAIS, quant à lui, allait critiquer deux tendances : surestimer les

[16] **M.FOUCAULT *Naissance de la Clinique* . Ed.PUF Galien**

avantages de la "description du cas" comme surévaluer le rôle des hypothèses générales. Il convenait de "faire parler à l'observation des symptômes le langage même de l'anatomie pathologique". Surtout, il fallait définir le phénomène morbide par l'excès ou le défaut d'excitation des différents tissus. Ainsi était confirmée la dépendance fondamentale de la pathologie aux quantifications de la science physiologique [17].

Le XIX siècle aborde une étape de clarifications scientifiques mais aussi de déplacements des concepts cliniques. Si l'honnête homme de notre époque voit en Claude BERNARD le Père d'une biologie aujourd'hui en plein essor, il peut relire aussi, dans "Les leçons sur la chaleur Animale":"Ces idées de lutte entre deux agents opposés, d'antagonisme entre la vie et la mort, la santé et la maladie, la nature inerte et la nature animée, ont fait leur temps. Il faut reconnaître partout la continuité des phénomènes, leur gradation insensible et leur harmonie". Comment éviter l'ambiguïté dont est affecté le terme de "médecine", dès lors que disparaît l'opposition entre les jouissances agréables du corps et les conditions douloureuses, parfois irréversibles qu'impose la maladie ? Bien entendu, l'idéal de certitude scientifique n'exclut pas la reconnaissance de la réalité universelle de la mort. Mais à juger sa représentation indifférente aux problématiques expérimentales, il ne peut que refouler l'autre forme de vérité qu'apporte l'actualité concrète et singulière du trépas. Nous sommes loin de l'aphorisme 313 de RAZI:"Souvent, quand la mort est probable et que les soins du médecin ont une faible chance, c'est là qu'ils s'avèrent les plus précieux". A cette remarque fait curieusement écho celle de F.JACOB dans la dernière page de sa "Logique du Vivant":"En fin de compte ce qui donne la possibilité même d'existence à toutes les organisations, à tous les systèmes, à toutes les hiérarchies, ce sont les propriétés des atomes que décrivent les lois de l'électromagnétisme de MAXWELL. Peut être y a t-il d'autres cohérences possibles dans les descriptions. Mais enfermée dans son système d'explication, la science ne peut s'en évader" [18]. Quelles sont aujourd'hui les conditions subjectives qu'impose une telle "cohérence" ? Si l'on dresse un tableau des différentes disciplines concourant à l'étude du vivant

---

[17] **G. GANGUILHEM** ***Le Normal et le Pathologique.*** **Ed PUF Galien**
[18] **F.JACOB** ***La logique du Vivant.*** **Ed Gallimard NRF**

humain, et que l'on dégage leur mouvement d'ensemble, on obtient, approximativement, le schéma suivant :

| **cipline :** | **Niveau Objectal :** | **Critère d'Exactitude :** |
|---|---|---|
| ique médicale | corps humain à l'échelle sensible | symptôme individuel, anomalies qualitatives |
| ↑ | | ↻ |
| omie pathologique | organes, à l'échelle macro ou micros-copique | normalité de l'espèce, anomalies qualitatives et quantitatives |
| ↑ | | ↻ |
| ologie scientifique | organes, fonctions à toutes échelles | variations énergétiques quantitatives, normes statistiques |
| ↑ | | ↻ |
| siologie | organes et fonctionnements tissulaires, cellulaires | normes statistiques, lois quantitatives de l'espèce, anomalies quantitatives |
| ↑ | | ↻ |
| ogie | machinerie cellulaire moléculaire, programme génétique | invariances et téléonomie, variations physiques, chimiques, quantitatives |
| ↑ | | ↻ |
| nie organique | protéines complexes molécules « simples » | invariances et anomalies-informations enzymatiques-lois d'échanges et réactions déterminisme universel |
| ↑ | | ↻ |
| nie et physique nique | structures et particules fondamentales | lois de mécanique quantique, représentations mathématiques des objectivations |

Bien entendu, les différentes formulations du tableau sont susceptibles d'améliorations et ne sont pas exhaustives. Mais à cette réserve près, on peut avancer quelques remarques. D'abord, dans son rapport à "ce qui tient lieu de vérité", le savoir médical n'apparaît plus autonome mais bien intégré dans une structure. Au sein de cette structure, le lien entre les diverses disciplines est souvent double : il comporte un Vecteur d'apport " ↓ " et un Vecteur de rationalisation " ↑ ". C'est ainsi que les apports de la clinique médicale aux recherches d'anatomie pathologique entraînent en retour un ordonnancement rationnel des faits cliniques dans l'éclairage de l'anatomie pathologique. Même phénomène entre la pathologie scientifique et la physiologie, etc.

Par ailleurs, le niveau des "observables" qui sont censés fournir la clé de compréhension des phénomènes se déplace graduellement. Les prélèvements sur le réel tendent vers une objectivation de plus en plus morcelée et nécessitent une description de plus en plus complexe (liée à la quantification).

Enfin, à chaque niveau disciplinaire, les critères du vrai ou du faux sont légitimés par les normes ou invariants d'une autre discipline qui les "réassure" " ↺ ". Pourquoi ? Parce qu'elle s'approche davantage, dans sa méthodologie ou dans sa prédiction des faits, d'un idéal d'exactitude. Le lieu supposé de cet idéal est atteint, de façon asymptotique, par la représentation mathématique des lois physiques, dans le cadre du déterminisme classique ou dans le champ de la mécanique quantique.

Une autre réflexion s'impose à l'examen de la structure dans laquelle s'inscrit le savoir médical. Quel "prix" doit-il payer pour atteindre à des représentations ou prédictions qui soient compatibles avec la règle des énoncés en sciences exactes ? Ou, si l'on préfère, que se passe-t-il quand les conditions du protocole expérimental entraînent l'élaboration d'un objet de recherche de plus en plus éloigné du niveau où s'exprime et se supporte la maladie ? C'est poser en fait la question de la "réduction logique". On sait que Karl POPPER a longuement étudié cette élimination des phénomènes quantitatifs et qualitatifs connaturels à un objet lorsqu'ils ne sont plus pris en compte dans la "focalisation" opérée par la visée démonstrative de l'expérimentation [19] . De l'organisme souffrant à l'anormalité d'un tissu, de l'anomalie cellulaire à l'invariance-stéréo de

[19] **Karl POPPER *L'univers Irrésolu*. Ed Hermann**

l'enzyme, le champ explicatif se déplace et généralise des prédictions réfutables, en dissolvant les particularités non significatives pour la rigueur des répétitions. Or, ce que l'on répète, c'est une convention intersubjective entre observateurs, convention dont l'observable a été exclu puisqu'il ne sera convoqué au procès de vérification de l'anomalie qu'au titre de lieu muet d'une pure variation[20] .L'antinomie où se trouve impliquée la démarche médicale tient à sa position dans la hiérarchie du discours scientifique. Alors que son idéal social et la demande dont dépend son exercice sont énoncés en termes de qualité d'une vie humaine, l'idéal de certitudes de son savoir impose que les malades soient dessaisis de leurs qualités non mesurables.

Ajoutons que , pour une représentation exacte de la variation physiologique, les informations prélevées sur l'organisme sont plus exploitables que les renseignements verbaux du malade. En ce sens, il devient en quelque sorte un témoin "inutile" de sa maladie. Par ailleurs, si le traitement du symptôme le concerne en tant qu'individu les lois du vivant, elles, ne seront formulables qu'au niveau d'une population ou de l'espèce. Seules les stabilités comportementales ou génétiques peuvent assurer d'une part, la pérennité des observations, d'autre part, la validité des prescriptions. Sans doute existe-t-il des maux dont souffrent certaines personnes. Mais ils ne deviennent une "maladie" qu'au-delà de leurs apparitions temporaires et circonstanciées. La maladie ne meurt jamais. Elle n'est conceptuellement réductible à aucune des existences qu'elle affecte. Ces dernières se succèdent comme autant d'incarnations relatives à une construction symbolique en quête d'universel, et liant ses formulations d'écritures aux figurations qui les soutiennent.

Il a fallu un transfert d'image de la gibbosité de tel enfant sur un autre, puis sur plusieurs, pour que soient poursuivies les recherches concernant sa morbidité, sa structure, son évolution. La présence de ce premier enfant s'est trouvée relayée par une autre, tandis que l'effigie de cette partie de son corps était projetée sur le second enfant, puis sur les suivants. Sa difformité pourrait dès lors s'éteindre avec lui. Peu à peu cependant se précisait une compréhension utile du phénomène dont lui et d'autres avaient souffert, et dont le nom allait se répandre : c'était le mal de POTT... Sir Perceval POTT, chirurgien de sa majesté britannique, n'a

---

[20] **Karl POPPER Op Cité.**

jamais eu mal. Pourtant la syntaxe des nosographies le présente comme détenteur ou origine de l'affection. C'est que "mal" ne désigne plus ici la douleur exprimée par un sujet mais une anormalité de l'espèce, qu'il conviendrait d'abolir. En vue de cette abolition, Sir Perceval POTT a crée un nouveau support mental de significations, isolé d'autres supports, se différenciant d'eux, et correspondant à une représentation d'ensemble. C'est donc en abandonnant l'image spéculaire de chaque malade, et en lui substituant une figuration représentative de l'espèce que se déploie l'effort des vérifications. Toutes les effigies, plus ou moins partielles possèdent une étendue comparable à celle de leurs modèles, bien que dispensées de leurs autres qualités. Elles supportent les mesures et symbolisations d'une réalité biologique interindividuelle, surpassant la mort de chaque génération. Car il s'agit d'assurer l'identité du champ perceptif au cours du processus exigé par la méthode : la répétition. L'effigie y apporte la garantie formelle des jugements d'attribution. Image virtuelle, immuable, d'une partie d'un corps, elle propose ses rapports mesurables à l'œil et aux instruments. Les supports de visibilité peuvent d'ailleurs varier: planches anatomiques, clichés radio, bandes d'électrocardiogrammes, solutions colorantes; constituant autant de moyens d'écriture. Lorsque la radiographie du bras sera accrochée à la table lumineuse, le dispositif d'image aura été préalablement réglé pour dévoiler un humérus, soit une forme spécifiée par des visualisations antérieures et s'accordant aux définitions osseuses de l'espèce.

# 2

## Problèmes subjectifs

Les chercheurs et médecins sont assujettis à l'examen des tableaux, images, diagrammes où leur apparaissent les identifications du mesurable comme les résultats de leurs mesures. Plus le diagnostic tend vers les formes de certitude inhérentes à la science, plus il dépend de ce moment oculaire où des normes expérimentales sont confrontées à un écart discernable. L'attention et la mémoire qui investissaient des constructions virtuelles se retournent alors vers la perception immédiate. Cependant, cette nécessité de l'évidence favorise une hypothèse inconsciente. A considérer que l'espèce est source d'une invariance normative dévoilant les déficiences visibles des organismes individuels, on implique qu'un corps humain, s'il réunissait toutes les effigies "normales", serait indéfiniment le même, et de santé parfaite. Il intégrerait les significations de tous les écarts lors des mesures passées, présentes et futures. Une telle "imago" de l'organisme idéal est à l'horizon de la science médicale. Dès lors s'établit pour le praticien une double condition subjective : reconnaître la valeur épistémologique de ce Corps symbolique, et reconnaître aussi la valeur existentielle du corps souffrant.

D'un point de vue logique, il ne peut échapper à une dialectique de maîtrise et de servitude. Ou bien, soutenant son désir de savoir, il appréhende l'étendue charnelle du patient comme nécessaire à l'extension de connaissances utiles à l'humanité. Il admet alors implicitement de subordonner la compréhension d'un vivant singulier à un idéal d'exactitude dont l'Effigie symbolique est le représentant Maître. Ou bien, soutenant son désir de soulager ou d'assister, il voit dans la théorie des maladies et des lois du vivant des hypothèses utiles mais non suffisantes au regard du bien individuel. Il convient alors implicitement de subordonner son idéal d'exactitude à l'étude d'une complexité des morbidités, dont le Corps parlant de son malade est le représentant Maître.

Si nous avons cité DESCARTES et RAZI, c'est en raison de leur argumentation exemplaire pour défendre l'une ou l'autre de ces priorités. Aujourd'hui, dans son exercice quotidien, la subjectivité médicale se trouve divisée. Elle ne peut renoncer aux contraintes de la méthode ni aux devoirs de la compassion. D'un point de vue culturel elle doit souscrire aux idéaux contemporains concernant le rapport entre bien individuel et bien social. D'où une double inclination à ce que les vies des malades soient utiles à l'avancée des sciences, et que ce savoir soit utile à l'amélioration de chaque vie.

D'un point de vue personnel, une autre catégorie s'impose à la subjectivité du médecin : celle de l'angoisse. Si son psychisme était totalement capturé par les objets de perception que lui tendent en miroir la dégradation, l'infirmité, la douleur, ou la mort de l'autre, il maîtriserait difficilement une atteinte narcissique. Les sentiments dépressifs, les conduites agressives, ou les troubles d'anxiété, deviendraient son lot. Or, c'est bien le corps de significations, ce corps symbolique et imaginaire composé par la science, qui lui assure au-delà du miroir spéculaire des images virtuelles de l'homme auxquelles il peut, selon la formule de LACAN, s'hypostasier. Une part plus ou moins grande de son investissement libidinal peut alors se dégager de la forme charnelle dont la fragilité l'affecte, pour trouver satisfaction auprès d'étendues abstraites et de chiffrages immortels.

Il existe donc une différence de structure et non une variation de degrés entre les organisations psychiques des acteurs du champ biomédical. Les cliniciens sont travaillés chaque jour par des perceptions dont l'objet est, selon la formule de BERGSON, "un Corps qui modifie le leur". Les chercheurs ou scientifiques tournés vers des images symboliques ont à faire, en règle générale, aux SOUVENIRS de ces perceptions. Elles leur sont retransmises en tant que "représentations d'un objet absent". Les niveaux disciplinaires contribuant à l'élaboration objective des maladies, s'accompagnent ainsi d'une construction de la subjectivité médicale oscillant entre deux pôles, selon que le désir à soutenir nécessite la dissolution permanente d'une certaine quantité d'angoisse, ou selon que son exercice la maintient hors d'un champ. On rencontre divers modes d'assujettissements à cette double polarité. Elle peut opposer deux mentalités opérant dans des disciplines de niveaux distincts. Elle peut s'imposer à une même personnalité en fonction des visées théoriques ou cliniques dont elle assume l'alternance. Mais entre l'objet du savoir la maladie qui ne meurt jamais- et l'objet relationnel - un être parlant qui peut mourir - : il n'est pas de moyen terme.

Dans le premier cas, l'intérêt des connaissances est assujetti à une logique duelle. Il réfère les représentations d'un organisme vivant à des normes d'immortalité. Ce faisant, il exile au cimetière sans étendue des morts symboliques, les inutiles certitudes qu'énoncerait le malade quant à la qualité de sa condition et la singularité de son destin.

Le souci clinique procède nécessairement d'une autre logique qui prend en compte trois ordres de significations. Celle, mesurable, des fonctionnements organiques ; celle des normes d'immortalité ; celle aussi d'une parole incommensurable qui l'interpelle en attestant, ici et maintenant, de la vérité de l'angoisse, de la souffrance, et du désir.

* *
*

# IV

# EN ATTENDANT LE THERAPEUTE IDEAL

*Préliminaire*

*La science médicale est devenue l'objet d'une glorification. Divers médias soutiennent la qualité incomparable de ses diagnostics, de ses restaurations, de son progrès. Et la participation de représentants de la bio-médecine aux cérémonies de l'information inclut la rigueur de leur pensée dans une fabrication de croyance. Il s'agit d'espérer en un savoir sans limites, qui apporterait bientôt le salut des corps. A l'horizon de cette attente s'évoque tacitement une nouvelle valeur du père idéal : le thérapeute parfait.*

*Mais la science contemporaine, si elle laisse dire, ne vise guère sur cette consolation. Elle met sa confiance dans une autre quête d'immortalité où l'ortho-prothèse, sous toutes ses formes consolide et pérennise une nature trop fragile. Un humain composé de matériaux inertes et de substances vivantes s'avance déjà vers nous, quelle que soit sa filiation.*

# 1

# Un espace de consolation

La République est-elle comparable à l'ancien Maître d'Hospitalité ? En vertu de quelle intime conviction, va-t-elle accueillir ou rejeter le souffrant ? Quelle vérité peut fonder les règles de droit présidant, pour elles, aux décisions de soins ? Ces questions furent débattues par PLATON, et l'on se souviendra du passage où est évoqué ASCLEPIOS, dieu de la médecine: "...c'est pour les hommes tenant de la nature et du régime qu'ils suivent une bonne constitution, mais souffrant d'une maladie localisée, qu'il invente la médecine. Il a chassé leurs maladies par des remèdes et des incisions, tout en leur ordonnant de ne rien changer à leur régime habituel, afin de ne point porter préjudice aux affaires de la cité. Quant aux sujets entièrement minés par la maladie, il n'a point tenté de prolonger leur vie misérable par un lent traitement d'infusions et de purgations, et de les mettre dans le cas d'engendrer des enfants probablement destinés à leur ressembler ; il n'a point pensé qu'il fallait soigner un homme incapable de vivre dans le cercle de devoirs qui lui est tracé, parce que cela ni le malade lui-même, ni la cité ne tirent profit [21]. Ainsi, pour ASCLEPIOS, au divin savoir, le médecin doit soigner l'individu en fonction du bien de la cité et non pour son bonheur individuel. Le traitement doit se mériter. N'est-ce pas, objecte l'un des acteurs du dialogue, faire du Dieu de la Médecine un politique ? On connaît la réponse de PLATON : "il est évident qu'il l 'était".

Si la médication a partie liée avec l'utilité sociale de celui qui demande la guérison, faut-il en conclure, que l'égalité de droit à la santé n'est pas un bien absolu ? Une telle interrogation a traversé la pensée grecque. D'EURIPIDE à HERODOTE, puis dans l'entourage de SOCRATE, des

[21] **PLATON** ***La République.*** **Ed Garnier Flamarion**

hommes illustres plaidèrent pour un égalitarisme politique fondé sur l'égalité biologique des membres de l'espèce humaine. PLATON critiqua ce qu'incluait d'imaginaire une pareille idée. D'abord, remarquait-il, les hommes naissent naturellement égaux pour certaines qualités et inégaux à d'autres points de vue... L'égalité naturelle est un mythe. Quant à l'égalité sociale, l'observateur averti ne sait-il qu'elle suppose le consentement des citoyens ? Or, l'on voit bien qu'ils la souhaitent lorsqu'elle peut les hisser au niveau d'êtres de condition supérieure. Mais nul ne désire l'égalité avec le groupe des gens moins doués, moins libres ou moins fortunés que lui-même. L'égalité sociale est donc une aspiration relative. La République ne peut dépasser cette double contrainte, biologique et subjective : "elle dispense une sorte d'égalité aussi bien à ce qui est inégal qu'à ce qui est égal". S'il refuse que l'Etat puisse correspondre à quelque Parent idéal pour lequel tous ses enfants seraient dignes du même amour, c'est, dit PLATON, par réalisme politique : il existe un écart entre l'idéal proclamé par les penseurs généreux et les nécessités où nous réduisent les passions habituelles de la Cité. Le devoir de l'Etat est plutôt comparable à celui d'un père qui doit privilégier ce qui est bon mais aussi possible, pour le fonctionnement du groupe. Une distinction sera alors établie, formulée dans la République, pour être reprise plus tard par la pensée gréco-romaine. Bien qu'on ne puisse, dans la réalité politique, soutenir l'illusion de l'égalité des hommes, la tâche principale du gouvernement consiste cependant à les assurer de la justice. Il convient en effet que, dans les inégalités mêmes de l'existence, la liberté de chaque citoyen soit défendue contre les menaces que feraient peser sur elle l'excès des libertés prises par autrui. Ceci vaut pour la répartition publique des soins.

Pour PLATON, une telle distinction touche au problème du vrai. Si l'équité sociale s'inscrit nécessairement dans le cadre du droit, cela tient, dit-il, à ce que la vérité de la justice se prouve par la réalité des actes, tandis que la véritable égalité se démontre en tant que possibilité pour l'espérance.

En Europe scolastique, ces modalités vont subir un déplacement. L'examen de ce qui est juste va d'abord aboutir à une double acception du terme. On en connaît la formulation traditionnelle dans la Somme Théologique de saint Thomas d'AQUIN, en conclusion de la question LXI: "il y a deux espèces de justice, l'une communicative, qui règle les rapports réciproques d'individu à individu, l'autre distributive, ayant pour objet de distribuer les choses communes, d'après une certaine proportion".

Ainsi l'agent qui, contrairement à sa promesse, laisserait sans soins ni prescriptions un patient l'ayant consulté, romprait un pacte passé selon une convention de parole strictement duelle. Mais si quelques hospitaliers délaissaient délibérément plusieurs malades pour ne s'occuper que de certains autres, ils commettraient une forme d'injustice relative à la distribution des soins. Ce point étant établi, la tradition scolastique va opposer à l'imperfection des individus ou des collectivités la perfection de la justice divine. Chaque individu, dans sa relation commutative, et toute autorité dans l'exercice des relations distributives, devront s'efforcer de se conformer au modèle Evangélique. Mieux, c'est la Perfection d'en haut qui fondera toutes les valeurs sociales, si imparfaites fussent-elles, de la justice des hommes. Alors que PLATON soulignait une rupture entre le domaine politique des actes et le champ imaginaire de l'espoir, la chrétienté va déployer cette espérance dans un espace théologique où elle prend valeur de bien, véritable fond, en Dieu. Tout pouvoir politique, paternel, royal, impérial, dès lors qu'il tiendra de la cause divine ses sceaux de justice, ne participera-t-il nécessairement de sa perfection, méritant amour et respect ?

Ce qu'il nous faut comprendre aujourd'hui, c'est le déplacement d'un tel enjeu idéal au sein des sociétés industrielles de droit, et plus particulièrement dans le champ sanitaire et social. Cette question a été soulevée par le psychanalyste et psychiatre américain Thomas S. SZASZ dans sa "Théologie de la Médecine" [22]. Il remarque que les puissances de la médecine, tant dans le domaine du diagnostic que dans celui de la thérapeutique, sont plus étendues dans notre époque qu'elles ne l'ont jamais été. Il ajoute :" C'est d'ailleurs la raison pour laquelle ses implications religieuses et magiques sont également plus fortes ". Comment ne pas remarquer, en effet, la contradiction qui existe entre la prudence de rigueur dans toutes les assertions scientifiques, fussent-elles appliquées à la médecine, et la glorification du savoir médical telle que la déploient les médias ? Si le caractère véridique d'une théorie expérimentale n'existe en droit qu'à titre provisoire, c'est à dire autant qu'une autre expérience, n'est pas venue réfuter ses déductions, comment expliquer l'élévation écrite ou télévisuelle des découvertes au rang de révélations irréversibles dont bénéficierait définitivement l'humanité ?

---

[22] **Thomas S. SZASZ** ***Théologie de la Médecine.*** **PB Payot**

Tandis que grand nombre de protocoles, traitements, médicaments, s'avèrent hasardeux, fugaces, iatro-gènes, voire invalidants, et que l'avancée des moyens de guérison laisse derrière elle une traînée d'erreurs ou d'énigmes peu à peu classées dans l'indifférence de l'histoire, pourquoi la mise en scène "des progrès de la médecine" maintient-elle dans l'ombre le véritable prix dont il faut les payer ? Quelle signification accorder à l'occultation de tant de tâtonnements, d'approximations, de déceptions ou d'échecs, pour un pas réussi dans le dédale de la connaissance ? Autrement dit, pourquoi nos sociétés technologiques doivent-elles soutenir en même temps, à propos de la maladie et de la guérison, l'effort laborieux des méthodologies d'exactitude, et l'entreprise d'une incessante fabrication de croyances ? Cette dualité touche en fait au statut du Savoir Idéal. Il s'agit de présenter les aléas de la certitude quantifiée en révélation de prodiges établis. Si la maladie, expression moderne du Mal comme l'écrit SZASZ, a pris dans notre mentalité collective la place qu'y occupait jadis le péché, la normalisation que représente sa guérison peut bien y être magnifiée, au-delà des soulagements concrets, comme l'espoir, pour tous, d'un salut. En ce sens les émissions ou campagnes publicitaires sont peut être le retour sectoriel d'un refoulé religieux. Elles constituent en tous cas des moments liturgiques de célébration. On y montre comment le trésor intemporel du savoir et du pouvoir sur la maladie est distribuable indéfiniment, pour la jouissance légitime des corps présents et à venir. On y témoigne aussi d'un désir de guérison pour chacun et pour tous, dont l'expression idéale, au-delà des praticiens ou chercheurs, se révèle être une instance imaginaire : celle d'un Thérapeute Parfait.

Question ouverte. S'agit-il d'une nouvelle émergence de la fonction que FREUD, lors de son étude sur les institutions ecclésiales et militaires, avait rapportée à la figure inconsciente du Père Idéal ? [23] Dans l'imaginaire de chaque malade, la figure d'un Thérapeute Parfait suppose un jugement de possibilité : il existe un Savoir sans limites sur les corps. Plus précisément sur tous les corps qui souffrent ou jouissent de la santé, sexués pour le plaisir comme pour le déplaisir. Mais que signifie : tous les corps, ou ce qui revient au même, n'importe quel corps ? D'abord qu'ils puissent être d'hier ou d'aujourd'hui. Ensuite, vu la complexité organique, que cette connaissance englobe toutes leurs parties. Car le malade, comme

[23] **S. FREUD** ***Psychologie Collective et Analyse du Moi.*** **PB Payot**

son médecin, jugent nécessaire la localisation du mal, d'où qu'il vienne. Même dans le cas de déplacement du symptôme ou de troubles associés, cette délimitation s'impose et entraîne des notions de fractionnement. Aussi, le savoir d'un Thérapeute échapperait à la Perfection s'il ne concernait à la fois tous les corps humains susceptibles d'exister et toutes les parties isolables de leur matérialité. Par voie de conséquence, chaque élément de l'étendue corporelle du souffrant n'existerait que parmi une infinité d'autres, qui lui seraient comparables pour un regard omniscient. Le discours scientifique ne contredit pas, à proprement parler, cette perspective imaginaire. Simplement, il limite la vérité du savoir à la commutabilité indéfiniment renouvelable des parties mesurables de l'étendue charnelle. Ce que nous avons appelé son Effigie. Il apporte les signifiants qui les symbolisent, rendant équivalentes leurs présences dans tel ou tel corps. Le passage du maniement symbolique de la médecine à une représentation mythique du Savoir s'opère donc lorsque aux lois d'échanges interrogées par la discipline expérimentale, est substituée la totalité imaginaire d'une prescience qui s'étend au-delà des quantités discernables. Si le Thérapeute Parfait existe, il est bien, selon une formule de P. LEGENDRE " le lieu des réponses d'avant la question " [24] . Ajoutons : de n'importe quelle question. Cette instance idéale est repérable, dans les cas où la morbidité se présente, comme difficile à localiser, voire, erratique dans ses manifestations. Le patient demande alors le nom de sa maladie. Mais son vrai désir ne vise pas toujours l'exactitude, peut être funeste, d'un diagnostic qu'il lui faudrait assumer. Il tend à l'assurer que son état n'échappe pas au Savoir Absolu. Un exemple va illustrer ce propos. Dans un groupe analytique de recherches sur les maladies graves, nous nous trouvons un jour confrontés à une difficulté. L'un des médecins du groupe s'est vu confier une patiente par un chirurgien qu'elle tenait en grande estime. Après l'opération, ce dernier lui a dit que l'ablation étant réussie, sa maladie hépatique allait régresser. En raison de nouveaux symptômes, la patiente exprime un doute au médecin qui l'a prise en charge : " docteur, n'est-ce pas plutôt un cancer dont je souffre ? ". Elle s'entend répondre oui. Je m'en doutais conclut-elle. Puis , après plusieurs jours de dépression, elle revient et adresse de vifs reproches au praticien : " vous n'auriez jamais dû me dire cela ". Les

[24] **P. LEGENDRE** ***Leçon IX Filiation*** **. Ed Fayard**

aspects transférentiels de cette relation ont été évoqués par le Docteur J.M GOMAS dans un ouvrage publié récemment [25]. Reste à pointer ici le ressort de la réaction dépressive. C'est qu'en fait la patiente attendait une confirmation. Elle plaidait le faux pour entendre la preuve de ce qui lui importait vraiment : l'infaillibilité du chirurgien. Elle avait projeté sur lui la perfection de toutes connaissances, et, par son contre-témoignage, le médecin avait fait chuter, dans son imaginaire, la figure du Père Idéal. C'est ce qui lui était insupportable. Elle ne pouvait plus soutenir la croyance antérieure selon laquelle, quelque fût l'indécidable du pronostic quant au effets localisables du mal, cette incertitude même serait englobée dans le savoir mythique d'un Thérapeute Sauveur, à savoir idéal, bienveillant, concernant mieux que son état : son Bien.

On serait tenté de tirer leçon d'un tel exemple, pour affirmer que la problématique la plus particulière peut s'infiltrer dans une relation somme toute, habituelle et balisée par les protocoles ou la déontologie. Autrement dit, que le dispositif médical ne peut gérer l'inconscient du malade, et que ce dernier, au contraire, l'utilise pour jouer ses atouts. Bien qu'elle contienne des éléments de vérité, une telle assertion est partiellement trompeuse. Certes, pour notre patiente, la partie se déroulait dans une confrontation intersubjective qui se superposait à l'action clinique. Mais cela requerrait une condition. Pour que la projection devint possible, il était nécessaire que l'image proposée par le chirurgien ne contredise pas, mieux encore, rendît présente, l'imago du Thérapeute Parfait. Deux facteurs entraient alors en jeu. D'une part, la relation en miroir entre le moi féminin et l'Autre masculin, se limitant à leur présence mutuelle. D'autre part, l'Idéal dont le second était revêtu et appartenant à des valeurs universelles signifiées pour tous deux dans une culture. Si bien qu'ils instauraient, selon la précise formule de FREUD, " une formation collective à deux ". Une question se pose dès lors pour le champ sanitaire et social. Au-delà de ses acteurs particuliers, d'où, et en quels termes signifiants, peut s'articuler l'Idéal ? La promulgation scientifique a déclaré forfait. S'interdisant, comme l'a fait remarquer J. MONOD, toute confusion entre les jugements de connaissance et les jugements de valeur [26]. La levée d'un symptôme ne s'y énoncera qu'à titre de fait temporaire du savoir. Cependant, pour le malade, ses proches, ceux qui le soignent, cette

[25] **JM GOMAS** ***Soigner à domicile des malades en fin de vie.*** **Ed du Cerf**
[26] **J. MONOD** ***Le Hasard et la Nécessité.*** **Ed Seuil**

guérison est un bien. Et l'on sait son prix pour chacun, comme dans l'histoire des familles, des métiers.

Si les chercheurs ne peuvent garantir l'obtention définitive et générale de ce Bien, ils ne peuvent non plus en affirmer l'impossibilité logique. Les prestations télévisées d'hommes de sciences témoignent presque toutes de ce suspens. Une possibilité est donc ouverte, dans le conseil public de la Cité, pour disserter sur les valeurs du guérir et sur l'enjeu des demandes de guérison. Le champ est vaste, qu'il s'agisse de décrire les bienfaits de la médecine, d'évaluer leurs importances respectives et de promulguer la nécessité de leurs maintiens dans le champ social. Avec, au cœur même du commentaire, son interrogation fondatrice : le Bien des corps, qui n'est ni prouvé ni impossible, peut-il être espéré ? C'est rappeler qu'ici comme dans d'autres domaines, le jugement de valeur réclame une adhésion dont l'objet transcende la matérialité des événements. Autrement dit, la mise en ordre médiatisée, publique, des idées touchant à ce qu'il convient d'espérer, et comment il convient d'attendre les progrès, peut être d'attendre les clefs de l'immortalité, instaure inéluctablement un lien social de croyance...

Ce terme recouvrant toutefois un grand nombre d'attitudes, essayons de préciser son emploi. FREUD, a distinguer trois ordres de productions psychiques liées au croire ou au faire croire, selon leurs dépendances à l'égard du désir inconscient, et suivant leurs modes d'écart par rapport à la réalité des faits. Ce sont l'erreur, le délire, l'illusion. La forme de croyance propre à l'erreur cède devant une meilleure explication de la réalité, alors que le délire, insiste-t-il, est essentiellement en contradiction avec cette réalité. Quant à l'illusion, elle n'est pas nécessairement une erreur, elle ne s'oppose pas comme le délire à l'organisation des faits : c'est une croyance qui, d'une part, tient compte de l'insistance masquée du désir et qui, d'autre part, "renonce à être confirmée par le réel."[27] Appliquons ces remarques aux présentations, par les médias, du grand œuvre médical. On remarque que leurs incessantes propositions, si caractéristiques de cette fin de siècle, peuvent satisfaire aux deux conditions freudiennes. D'abord le " renoncement " est obtenu, d'entrée de jeu, par l'abandon des exigences d'exactitude propres aux sciences quantitatives. Reste la plus ou moins grande prévalence que l'on va accorder aux souhaits conscients ou

[27] **S. FREUD *L'avenir d'une Illusion* . Ed PUF**

inconscients, soit la façon dont seront soutenus ou non des fantasmes inconditionnels de guérison. D'où vient le penchant à cette "illusion" ?

Le bien être escompté de la santé suffit-il à nouer les fibres d'une telle " communauté axiologique " ? [28]. Et les débats de journalistes ou d'hospitaliers attireraient-ils l'attention s'ils témoignaient seulement d'une tendance confirmée par les plus vieux adages ? Sûrement pas. SPINOZA nous indique un ressort plus explicatif du sentiment collectif suscité par ces valeurs en affirmant : " lorsque l'esprit imagine son impuissance, il est par-là même attristé ". Cette proposition de l'Ethique trouve ici son application. C'est bien en opposant à l'impuissante tristesse de malades les images de la puissance des guérisons, que les propos sur la valeur de la médecine provoquent l'intérêt du public. Dans de multiples scénarios, la déréliction ou la douleur traversière sont effacées de l'existence d'un homme, d'une population, par la pertinence d'un savoir-faire. Cette fin du XXe siècle, où l'essor technologique confirme l'efficacité, de la science classique, n'est-elle d'ailleurs propice à quelque adhésion générale aux prodiges ? Elle résonne encore des propos d'EINSTEIN : "au moyen des lois, on devrait pouvoir trouver par la voie de la déduction purement logique, l'image, c'est à dire, la théorie de tous les phénomènes de la nature, y compris ceux de la vie.. .". Comme le font remarquer V. PRIGOGINE et I. STENGERS dans " La Nouvelle Alliance ", notre culture est en fait porteuse d'un mythe de savoir omniscient. Le monde y est décrit tel qu'il serait contemplé d'un point de vue démoniaque ou divin. Toutefois, de LAPLACE à MAXWELL, voire à EINSTEIN, ce déterminisme ambiant a concerné la configuration et la dynamique des éléments matériels ou des organismes vivants. Il ne pouvait s'étendre à l'autre Corps humain, celui de la jouissance. Une transformation doit donc s'opérer là où les affaires de désir sont prévalantes. Il ne s'agit pas seulement de soutenir un principe de cohérence du savoir, mais bien de garantir la possibilité d'un ordre de valeurs que l'homme puisse évoquer face à son tourment. Avec cette réassurance, se pose moins la question d'une Intelligence embrassant la totalité de l'espace-temps, que celle d'un Connaisseur du Bien. Cette conscience « idéalisée » doit donc apprécier nos douleurs comme notre jouissance. Dès lors fait retour, en termes contemporains, le débat qu'a suscité jadis une vieille contradiction. Dans

[28] **R. POLIN** ***La Création des Valeurs*****. Ed PUF**

Les traités sur la Prédestination, il s'agissait de défendre l'ordre d'un monde de misères autant que la bienveillance de Dieu. Aujourd'hui, comment concilier la valeur du déterminisme explicatif des sciences et la persistance des souffrances, des agonies, ou les choix insondables du suicidaire, du toxicomane, du fou ? A l'horizon des certitudes rationnelles, l'instance d'un Thérapeute Parfait suspend ces antinomies ; elle ouvre un espace futur qui autorise l'espérance. Dès lors, la foi en la " Science admirable " peut être sauvegardée.

Sans aucun doute, le fait sociologique le plus important des dernières décades, est la participation directe ou indirecte du corps médical aux propositions d'image-valeurs qui accompagnent le commentaire médiatique. Les réserves de l'esprit scientifique que nous avons mentionnées n'empêchent pas la caution que constitue en soi la présence d'hommes de science dans un discours public de croyance. De ce point de vue, on peut dire que les prestations de représentants du champ biomédical sont utiles à la création de cette sorte d'extension imaginaire que les médiévaux appelaient " espace de consolation ". Tout se passe comme si la décision d'exactitude inhérente aux sciences médicales pouvait ou devait concéder la montée, dans le groupe social, d'attentes et de normes étrangères à son champ. Pourquoi ? La psychanalyse montre que, pour une collectivité autant que pour un individu, le soutien d'un fantasme, d'un mythe, ou leur reconnaissance, ne sont jamais sans signification. L'idéalisation a partie liée avec la conjuration de l'acte interdit, ou de l'impossible satisfaction, ou de la représentation de l'inacceptable. Quelles sont donc, au sein même de la communauté scientifique médicale, les raisons inconscientes de l'attitude qui la caractérise aujourd'hui ?

On pourrait alléguer que, pour tel ou tel maître, la célébration de ses recherches ou de ses réalisations satisfasse un narcissisme bien compréhensible. C'est éluder le fait que la collaboration médicale avec les médias constitue un phénomène de groupe où la parole s'organise à différents niveaux, même les plus modestes. Le docteur X... explique comment, par temps brumeux, il faut protéger la gorge des enfants, le spécialiste encourage les femmes stériles à tenir bon dans leurs tentatives, un chirurgien conduit, sous caméra, une intervention prestigieuse. Il s'agit en fait d'une promulgation des savoir-faire, et de ce qu'ils témoignent de recherches, de bienveillance, de sens éthique. Soit un témoignage de valeurs d'intelligibilité et de moralité. Que sa prestation d'un jour constitue pour un praticien l'objet d'une satisfaction, ne permet pas d'inférer que semblable agrément soit la cause commune et suffisante de milliers d'interventions. Au-delà du contenu des messages une structure en oriente l'intention, qui reste à comprendre. Qu'avons-nous donc à déchiffrer d'une telle insistance ? Que laisse dire la Médecine, à un peuple invisible et silencieux ?

Dans le théâtre antique, d'EPIDAURE à ORANGE, des assemblées visibles étaient en présence d'acteurs masqués, interprètes des dieux. Aujourd'hui, à visages découverts, les interprètes de la Science sollicitent d'introuvables regards, masqués par l'oculaire de la caméra. C'est donc devant ce qui pressentifie une telle absence, un symbole même du Regard humain que se présentent ceux qui énoncent les lois du vivant, le décours des maladies, la maîtrise des guérisons. Et voyeurs supposés, au-delà du champ perceptif, les spectateurs participent à cette symbolisation dont l'appareil inerte, technique, est le support.

Pourtant leur multitude d'ombres est conviée à l'espérance. Journaliste ou commentateur, un officiant prend en charge l'induction de la croyance. Il relance à chaque occasion la question des progrès indéfinis de la Science. Il évoque à l'horizon des découvertes une clinique idéale, un jour victorieuse de tous les maux. Dans le registre de l'indicatif présent est prise en compte l'impossibilité de la Médecine d'atteindre à un tel pouvoir. Mais dans le registre du conditionnel, est notée son impossibilité de démontrer qu'un tel souhait est vain. Ainsi est offerte à l'aspiration unanime de vie sans douleurs, et au désir inconscient d'immortalité des hommes, une possibilité nouvelle : les hommes de science atteindront l'ère du Thérapeute Parfait. Quel que soit sa dénégation pour le temps présent, le discours médical, en entrant sur scène devient témoin de ce " pousse à la croyance ". Il témoigne aussi des limites de son idéal d'exactitude face au retour du désir d'illusion que l'esprit humain a tant de peine à contenir lorsqu'il fait face à la souffrance.

# 2

# Humanité Ortho-Prothétique

Pourquoi distinguer la prothèse de l'orthèse ? Dans le premier cas le remplacement d'un organe déficient par quelque système artificiel permet le rétablissement d'investissements libidinaux dont le sujet tirait auparavant satisfaction. Grâce à une prothèse de hanche, par exemple, se retrouvent le plaisir et les utilités de la marche. Avec l'orthèse il s'agit moins d'un retour aux aptitudes antérieures que d'une extension d'investissement : un dispositif procure au sujet, au-delà de ses moyens naturels, une nouvelle puissance. Ainsi de l'astronome doué de facultés visuelles normales mais dont le télescope étend la convoitise à des réalités qui, autrement, lui seraient inaccessibles.

Dans « Malaise dans la Civilisation » FREUD aborda ces questions. Elles font songer d 'abord aux relations de l'homme à ses objets environnants. Elles concernent également son narcissisme. Dans le premier cas, il obtient la restauration de l'image de la puissance. Avec l'orthèse, lui est proposée une dilatation de cette image propre, à laquelle il tient tant. Pour un malade, un invalide, ces effets narcissiques, tout comme les réussites d'adaptation, ne modifient pas seulement la conscience de ses emprises dans l'espace. Elles transforment aussi le rapport de ses fantasmes et désirs à l'écoulement irréversible du temps.

Incluse dans le mouvement général des sciences, la médecine ne peut désormais se soustraire aux développements d'un nouveau projet. Il s'agit d'introduire l'inaltérable dans la modification incessante qui aboutit au déclin du vivant. Quelles que soient les valeurs d'un tel dessein pour une philosophie morale, notons simplement que s'y trouvent associés agents et patients. Ce que les uns inventent et réalisent pour des bénéficiaires les concernent autant qu'eux, puisque, après tout, la santé de chacun d'entre nous demeure aléatoire. En outre, agents et patients partagent un même et vieil idéal d'élimination des misères, dont est serve l'humanité.

Il serait fastidieux de dresser ici un inventaire des prothèses ou orthèses aujourd'hui disponibles ou concevables ; d'ailleurs les innovations incessantes accomplies dans ce domaine laissent envisager pour demain des réalisations en partie insoupçonnables. Et si nous excluons pour l'instant de ce champ, les apports métabosables, c'est à dire reconnus et assimilés par le projet téléologique de l'organisme, il se peut que la frontière même entre ces médications métabolisables et les adjonctions d'éléments non métabolisables s'estompe dans des situations cliniques à venir. Cependant, nous pouvons évoquer diverses catégories de prothèses et orthèses en prenant en compte la façon dont elles affectent la subjectivité du patient.

Prenons pour exemple un bras ou une jambe artificielle et, à titre d'orthèse un fauteuil électrique. L'intégration dans le schéma corporel commence par une phase d'auto-éducation, puis par un usage d'habitude où l'appareil va être partiellement ou totalement « oublié » lorsqu'il sera intégré dans les projets d'investissements libidinaux qui s'ébauchent au niveau préconscient. Toutefois une condition s'impose pour que cette nouvelle quête de satisfaction puisse s'affirmer. Un travail de réaménagement narcissique est nécessaire. Les soignants connaissent la difficulté des patients à surmonter une image de déficience ou d'infériorité, à accepter ensuite la représentation d'un corps étranger comme partie de soi, à restaurer enfin une image cinétique où le regard des autres et de soi même confirme un autre mode de puissance et de position sociale.

Il existe une autre sorte de prothèses contribuant à l'efficience motrice. Ce sont les éléments implantés dans l'organisme : broches métalliques d'ossatures, articulations en matières synthétiques, miniaturisations électroniques à venir. En pareil cas, après intervention chirurgicale, la prothèse demeure socialement invisible, elle ne modifie pas , ou très peu l'image de soi pour autrui. Cependant, le rejet puis l'acceptation du corps étranger accompagne des représentations inconscientes refoulées. Suivant la réussite du refoulement, après l'effort de rééducation du sujet, les investissements préconscients et conscients de l'environnement procureront un bénéfice de plaisir, sans grande entrave psychique.

Dans le domaine des prothèses influençant les fonctions neurovégétatives, il arrive parfois que le processus d'intégration soit contenu dans le préconscient et que le plein d'exercice du schéma corporel, tel que l'a décrit Françoise DOLTO, permette d'une part la quête de satisfactions retrouvées, d'autre part une restauration du narcissisme moral. Le pacemaker offre un exemple de cette relation du sujet à un élément artificiel implanté. Pour d'autres éléments indispensables à certains fonctionnements du vivant, le malade ne saurait oublier leur présence. En fait, quel que soit le prix narcissique à payer et les inconvénients ressentis, l'appareil représente la seule façon de retarder une évolution fatale: ainsi par exemple, la canule de trachéotomie ou de la nutri-pompe stomacale. Et c'est bien parce que de tels éléments, sans restaurer totalement une aptitude naturelle, donnent à choisir entre une forme de vie n'allant pas sans blessure où souffrance, et d'autre part la menace d'une mort annoncée, que leur implantation pose aux patients, à leur famille et aux équipes médicales des question éthiques. On peut cerner lors d'une analyse les conflits inconscients qui sous-tendent de telles décisions ou indécisions. Restent enfin les orthèses fonctionnelles qui échappent totalement à la conscience du sujet : à titre d'exemple, ce que l'on appelle « des machines de survie ».

Dans le domaine sensoriel, citons pour mémoire les prothèses visuelles ou auditives familières. Remarquons simplement qu'elles sont acceptées par le sujet, à deux niveaux : tantôt perçues comme telles, tantôt mises en mémoire, à titre d'habitude. C'est ainsi que je cherche mes lunettes pour parcourir un journal, puis que j'oublie de les ôter pour me livrer à une activité qui ne les requiert pas. Elles ont un double statut, tantôt celui d'objet utile de mon environnement, tantôt de facteur intégré dans ma quête de satisfactions.

Nous devons évoquer également une génération plus récente d'éléments ortho-prothétiques. Ils permettent de lever des obstacles à l'investissement de la libido, tant dans le domaine moteur que dans les champs sensoriels et cognitifs. Il s'agit de l'immense possibilité d'équipements informatiques et de leurs compléments associés. Plusieurs années de travail avec les sujets atteints de myopathie ont abouti, par exemple, à des réalisations remarquables. L'enjeu d'un tel ensemble ortho-prothétique ne saurait être mieux défini que par la devise d'un service spécialisé dans ses applications : « rompre l'isolement »*. Au

*** Le D.R.A.C, pour le nommer, Département de l'Association Française de Lutte contre la Myopathie, à Evry.**

niveau de l'adaptation à l'environnement humain, la combinaison d'intelligence artificielle, de visualisations, des commandes vocales, ou tactiles adaptées, ont permis de communiquer avec autrui et de réaliser des tâches culturelles, variables, allant du jeu à la préparation d'un doctorat, en passant par le rôle d'écrivain public, ou de messager de sympathie et d'encouragements destinés à d'autres malades.

Au plan narcissique, outre une socialisation retrouvée, et un nouvel accès au symbolique, le sentiment de détresse et d'impuissance devant les symptômes de la maladie, se transforme alors en représentation de puissance. A témoin, cette fillette d'une dizaine d'années, tapant sur son clavier : « maintenant le Macintosh est mon serviteur, je suis son maître ». Formule propre à vous faire saisir, dans une dialectique du Moi qu'a explicitée la psychanalyse, le rôle fondamental du narcissisme dans la déflexion de la pulsion de mort vers l'extérieur. Ce qui pare à l'autodestruction inconsciente et parfois consciente du sujet. Mais dans ces circonstances, l'étude d'évolutions psychiques des êtres handicapés montre à quel point l'impossibilité d'attester de leur maladie, les laisse dans une impasse. Là où manque le verbe humain, elle ne peut revêtir pour eux les significations d'une forme de vie, même imparfaite. Abandonnées dans un vide symbolique, les images d'un corps entravé et dépendant imposent leur errance maléfique, sans déflexion possible, vers de mauvais objets externes au sujet. Peu à peu la maladie devient alors une forme de mort.

Ainsi, un tel système ortho-prothétique s'il constitue une nouvelle condition d'exercice pour la conscience volontaire, rend manifeste la nécessité d'un « autre » à qui s'adresseront les messages. Evidemment, on peut laisser quelqu'un dans sa chambre, utilisant son équipement avec un ou plusieurs partenaires virtuels. Les jeux ou enseignements vidéo se prêtent à ce genre d'exercice. Bien que le bénéfice soit psychiquement incontestable, comme en toute activité ludique ou conceptuelle, cela n'en laisse pas moins le malade captif des duos imaginaires où demeurent ses mises libidinales. Le système technique ne peut créer l'événement qu'il avait rendu possible, soit la décision d'ouvrir un espace symbolique où les proches, parents, éducateurs, soignants, élaboreront avec le malade un nouveau mode de socialité. Ce dernier implique, au-delà de la parole vide des mémoires ou logiciels, cette « parole pleine » évoquée par LACAN c'est à dire impulsée ici, maintenant, par un désir, et fondamentalement par celui d'être entendu d'un autre comme sujet désirant.

Abordons à présent le domaine de la reproduction sexuée. Là également se sont développés des systèmes de suppléance. Qu'en dire, si nous gardons pour critère la modification des capacités libidinales : restauration ou expansion ? Pouvons-nous considérer la fivette comme une prothèse ou le stérilet comme une sorte de contre-prothèse ? A propos de la procréation médicale assistée, l'attention est généralement focalisée sur des organismes ou processus vivants : ovocytes, spermatozoïdes, nidification etc. Or, c'est précisément leur insertion dans des protocoles impliquant des éléments non-vivants qui est décisive. L'acte sexuel naturel est transformé en processus où des composants inertes permettent d'assurer la transmission de la vie. On objectera qu'il s'agit de simples outils comparables au forceps lors d'un accouchement. Une différence s'impose toutefois à l'esprit. Elle tient à ce que les mises en jeu techniques permettent de franchir les limites de durées physiologiques habituelles. La conservation d'ovocytes, comme la banque de sperme réfrigéré répondent bien en ce sens à la mission de l'orthèse : ils étendent les investissements libidinaux du couple sexué au-delà des frontières que lui imposait sa nature singulière. Alors que les instrumentations motrices, sensorielles, cognitives, précédemment évoquées restaurent ou agrandissent les rapports d'un individu désirant à l'espace-temps, qui recèle les moyens de ses satisfactions, l'orthétique sexuelle brise la durée d'exercice naturel d'un désir duel de procréation pour la décomposer en séquences temporelles disjointes, liées à des délocalisations. Par rapport aux autres mammifères, l'être parlant a disposé d'une sexualité hors rut, avec potentialité quasi permanente de reproduction. Par la maîtrise d'événements biochimiques ou biophysiques, il s'agit maintenant d'obtenir l'objet d'un vœu, l'embryon, tout en échappant au moment naturel et en s'évadant du lieu temporel, légués par l'Evolution. Le fait que le couple géniteur soit remplacé par un groupe génitorial entraîne d'ailleurs la question : qui, au plan libidinal, bénéficie de cette entreprise orthétique ? Les partenaires sexuels bien sûr, mais aussi les partenaires médicaux. Les premiers visent une satisfaction dont ils étaient empêchés. La satisfaction des seconds réside dans la levée de cet empêchement. L'avenir nous apprendra sans doute les incidences de cette association désirante sur le mythe de leur propre origine que les enfants ainsi mis au monde devront, comme tout être humain, élaborer. Le présent permet simplement d'indiquer ceci. L'interrogation inconsciente ne porte pas sur la paternité ou la maternité sociale. Plutôt sur la détention du moyen décisif de jouissance dont ce nouvel être parlant est l'effet. Autrement dit, qui dans le groupe génitorial a le phallus ?

Il conviendrait enfin d'étendre l'ensemble de ces réflexions aux manipulations biotechniques qui demain vont modifier la limite séparant pour notre conscience le matériau artificiel des milieux organiques. Et d'y inclure également les instrumentations touchant de façon irréversible au programme de développement du vivant. Sous l'angle des satisfactions libidinales de l'être humain, les réalisations du génie génétique lui-même s'inscrivent en fait dans ce champ. Comme le note Dany Robert DUFOUR : « l'activité prothétique est aujourd'hui intense, proliférante, comme si l'époque contemporaine était tombée sous le charme de cette incoercible activité »[29].

Une réalité culturelle impose donc son poids de connaissances, d'outils et d'enjeux financiers au monde hospitalier. Tout en laissant les médias promouvoir un espace scénique d'espérance et de consolations, les efforts collectifs de la biomédecine poursuivent une entreprise d'un autre empan. Dans leur visée ce ne sont point l'homme de bien d'hier ni le thérapeute idéal de demain qui importent. Il s'agit de réduire l'écart entre un Corps humain éternisé dans les représentations quantifiées de l'espèce, et l'organisme trop fragile de l'individu concret.

Dans le programme médical de DESCARTES, la maîtrise utile des lois de la nature supposait une décision bien connue : ne pas différencier l'étude des mécanismes du vivant de celle des machines inertes. Cependant, subsistait une autre dualité, irréductible, entre « les événements que produit la nature » et « les événements qui ne dépendent que de nous » . Ceux ci devaient nous inciter à la prudence. La vérité utile, cherchée par la Méthode, ne pouvait abolir cette autre vente qu'est la nécessité même où l'homme, de ce qu'il parle, doit attester et répondre de ses actes devant sa mémoire, celle d'autrui, comme devant Dieu.

Désormais, le projet des techno-sciences biomédicales implique que la non-distinction de raison voulue par DESCARTES devienne une non-distinction de fait. Quant à l'obligation de prudence explicitée dans le « Traité des Passions », elle cède devant le primat tacite concédé à une autre nécessité, qui ne concerne plus l'altérité immanente à toute

---

[29] **D.R DUFOUR. Préface à :** ***Ecrits pour la Psychanalyse*** **II, par Serge LECLAIRE . Ed Seuil/Arcanes**

attestation. Il s'agit, tout en traversant certaines souffrances, d'atteindre à la pérennité des fonctionnements. Le malade est un lieu où le Corps symbolique de l'Effigie humaine doit trouver ses incarnations.

De ce que la logique scientifique implique une telle conduite expérimentale, s'ensuit-il que le malade doive y souscrire ? On répondra qu'est offerte à son consentement une simple possibilité. Et nul doute que le respect du droit soit unanimement affiché. Mais le patient comme le médecin peuvent-ils être en cette affaire les chevaliers de la liberté ? Ce serait méconnaître l'un des facteurs les plus puissants de la vie psychique. Sa réalité oblige à pointer, dans ce débat, la contrainte du Surmoi collectif. Elle infiltre les modes de raisonnement, et l'on peut la formuler ainsi : « puisque avec ces techniques tu peux jouir encore ou faire jouir de la vie, tu le dois ». Contrainte pressante parce qu'il y a ici partie liée entre l'aveugle désir d'immortalité qui hante l'inconscient de l'homme et l'impératif de souffrance-jouissance : tu dois reculer l'heure de la mort .

Si l'on jette un regard rétrospectif sur le développement des prothèses, orthèses, greffes et clonages, on voit que, dans son ensemble le mouvement des recherches est vectorisé vers la zone de franchissement où l'homme, ayant peu à peu dénoué les entraves naturelles à ses satisfactions, parviendrait également à les éterniser. Cependant la vie hospitalière montre aujourd'hui qu'avec la connaissance des transformations possibles de son corps, se pose au sujet la question de ce qu'il doit faire. Dans les situations extrêmes et de lourdes dépendances, le consentement dit éclairé, à quelque protocole, se résume en réalité à accepter une prolongation d'existence. Et l'on y remarque, dans les grandes lassitudes, un sentiment de devoir, à l'égard du médecin, ou du conjoint, ou des enfants etc. Une nouvelle forme de sacrifice semble rôder alors autour du début intrasubjectif et intersubjectif qui occupe le malade. Non plus mourir pour une cause, un être aimé, ou la patrie. Mais survivre, pour les siens et pour la science.

Dans « Psychologie des Masses » FREUD décrivait le mécanisme d'abandon de l'idéal du moi individuel au profit d'un Surmoi collectif. Aujourd'hui nous voyons poindre dans la relation aux malades un processus de cet ordre. La revendication de l'homme particulier d'attester mieux que quiconque des enjeux de sa vie, de sa limite idéale, et du sens de ses derniers souhaits, s'estompe au profit d'un savoir intimant pour son bien l'éternisation de ses fonctions organiques. Cette opération hypnotique s'accomplit dans une modification du champ imaginaire. La jouissance du Maître absolu n'y menace plus l'élimination du moi-serviteur ; elle exige sa disponibilité vers une lutte à mort contre la Mort. Pour l'humanisme occidental, l'acceptation du décès ne constitua pas seulement une force morale. Mille fois répétée, elle fut l'aiguillon d'un destin communautaire dont les chefs d'œuvre et l'art de vivre sont aujourd'hui notre héritage. Dans ce lieu nommé Hôpital, la quête de l'homme prothétique saura-t-elle demain fixer ses limites, éviter la déréalisation des filiations, et sauvegarder l'aventure mortelle dont nait le désir ? Logiquement, rien n'interdit que les techno-sciences puissent causer un grand préjudice à la culture.

* *
*

# V

# UN COMMERCE DES CORPS

*Préliminaire*

*La stabilisation des dépenses de santé entraîne une révision des moyens au sein de l'hôpital. Mais ce n'est point simple retour aux pratiques économes qu'observèrent jadis les institutions. Plus profondément les concepts d'une société marchande infiltrent la hiérarchie traditionnelle des valeurs et des savoirs. La science gestionnaire demande suprématie en se disant régulatrice, dans les soins comme ailleurs, du bien être universel.*

*Quel est le « bien » d'une société d'hommes mortels ? Pour les cultures dont nous sommes héritiers, son enjeu valait des transmissions communautaires. C'est au cours de ces cérémonies de la parole qu'est apparue la Croix rougie. Symbole du sang versé pour la Loi, des douleurs ou des divers courages de l'être humain, elle a traversé les millénaires. Demain, devant les tentatives multinationales d'un commerce des corps, à quel idéal de savoir et à quelles justifications de pouvoir correspondra l'emblème hospitalier ?*

# 1

## Psychologie gestionnaire

En diverses époques, les institutions hospitalières eurent leurs économes, procureurs, administrateurs, chargés de veiller aux recettes et dépenses de la communauté. Ils accomplissaient sans éclats ni faiblesses cette tache nécessaire. Sauf cas exceptionnels, les moyens furent toujours limités, qu'il s'agisse d'hospices privés ou d'organisations de santé publique. On se souviendra des textes de TURGOT sur les risques d'affaiblissement des finances publiques, ou plus tard des comparaisons de SAINT JUST évaluant à coût égal l'intérêt des soins à domicile par rapport au soins en hôpital. Cependant, ni les états de chrétienté, ni les gouvernements révolutionnaires ou d'empire, ni les premières républiques ne se désignaient comme garants d'une société fondamentalement commerciale. Et, concernant les établissements de secours, tout en admettant la discipline requise par les questions d'argent, le propos social se préoccupait surtout de ce qu'impliquait leur idéal. Il s'agissait pour les uns d'un principe de réconfort ou de sens donné aux épreuves de la maladie ; pour certains de trouver remède afin de soulager les moribonds ; pour d'autres d'appliquer un droit d'égalité citoyenne devant la mort. Aussi, dans ces périodes, la relation quotidienne aux sujets en détresse, le dévouement aux malades douloureux, l'assistance dans l'agonie purent-ils constituer à partir de moyens incertains un espace exemplaire. Non pas dans l'ordre du savoir, souvent démuni devant les pathologies ; mais en raison d'une haute idée de la singularité de chaque vie humaine. Ailleurs, dehors, des populations indistinctes connaissaient les famines, la pauvreté, les épidémies ou les ravages des guerres. L'hospitalité se voulait d'abord rupture avec ces fatalités générales de la foule. Non qu'elle les ignorât. Simplement, c'était la relation duelle à l'être et à la parole de chacun, qui selon sa vie ou devant la mort imposait les gestes et comportements, nécessités par son état.

Dans chaque société, une communauté hospitalière l'est d'abord de discours. Elle régule les énonciations, défend des idéaux, soutient des savoirs, véhicule des interrogations. En ce sens, elle constitue une manifestation symbolique acceptée, voire, contestée par son environnement culturel. Aujourd'hui, le dire de l'hôpital s'éprouve au cœur d'une société d'idéal marchand. Etudier sa psychologie gestionnaire suppose donc que soient pris en compte les discours de raison, l'ordination consentie des privilèges ou obligations, comme les paroles de conversions à d'implicites croyances. Car selon qu'un savoir-supposé sur le Bien s'énonce d'un lieu de vérité ou d'un autre, l'espérance du groupe change d'objet. Elle peut adhérer au salut par l'Adoption ou au salut par la Science, comme au salut par l'Economie. Or, tout salut, même imaginaire, se mérite. Il suppose obédience au texte-maître qui en détient les clés. Nous chercherons donc à saisir comment, de nos jours, la communauté hospitalière est sollicitée.En fonction de quel dire magistral une perfection serait-elle à atteindre, plus importante que d'autres, au point de nécessiter le consentement général ? Car il s'agit ici, comme en toute organisation professionnelle, de travailler en chacun et pour tous les montages de l'obéissance. Ils évoluent, bien entendu, en fonction des puissances dominantes. Longtemps les institutions de soins se sont inspirées du fonctionnement des communautés religieuses. Puis elles ont cherché exemple dans les administrations de service public. Nous assistons désormais à la transposition d'un modèle commercial et industriel : « l'hôpital-entreprise » est né.

Selon l'usage commun, entreprise, désigne « la mise à exécution d'un projet ». D'où, par extension, l'ensemble des moyens et des hommes dont dépend cette exécution. En réalité, ne sont ainsi connotées que les conséquences secondes d'un ensemble de décisions. Le premier sens, en vieux français « entreprise », était celui de : « différence entre deux personnes ». Il soulignait ainsi le préalable à toute mise en œuvre : convenir des différences de statuts, de fonctions, de rétributions ou autres avantages entre ceux qui y participaient. Soit qu'on les obligeât à l'unité d'action ; soit que l'obligation vint d'eux-mêmes. Comme le montre la Psychologie Collective de FREUD, les dispositions ainsi envisagées constituent un tissu libidinal dont les exercices de différents désirs forment la chaîne et la trame. Verticalement le désir professionnel de chacun est subordonné à celui d'un supérieur. Latéralement il est associé à celui de ses collègues ou en opposition de fonction par rapport à eux, L'hôpital-entreprise partage donc le sort de tout projet humain, si prestigieux et doté de moyens soit-il. Il ne peut aboutir sans son moteur énergétique : la somme des libidos individuelles qui le vivifient. Tous les dirigeants habiles à la réussite d'un projet savent d'ailleurs qu'il leur faut avant tout éviter l'extinction des désirs. Ceux qui ignorent ou dénient ce primat libidinal encourent peu à peu les sables d'un enlisement ; et la voie est alors ouverte aux emplois plus ou moins masqués de la violence. Mais que faut-il entendre par « désir professionnel ? »

Une psychologie sociale, somme toute descriptive, a produit maints ouvrages sur le sujet. Malheureusement ses constatations restent statistiques. A cela une raison. Ce que l'on appelle « motivation » n'est que l'écume apparente d'une autre houle : celle des désirs inconscients. Il est donc plus pertinent de formuler en d'autres termes notre interrogation. Que savons-nous de la mise libidinale des sujets concourant à l'œuvre commune d'hospitalisation ? La réponse nécessite d'aborder le problème de la sublimation. On le sait, la tension pulsionnelle, source de l'énergie psychique nécessaire au travail, subit une transformation. Elle se focalise sur l'objet culturel, l'ouvrage, en lieu et place d'un objet défendu. Ce qui a été interdit par les éducateurs, puis pris en compte dans le Surmoi devient, sous un nouveau mode, licite. Clin d'œil de la vie au voyeur qui ne peut plus épier l'inconnu des corps ; il découvrira et vivra sa passion pour les microscopes ou la radiologie. Tel autre retrouvera les odeurs refoulées de son paradis primaire, urines, fèces, ou les énigmatiques sécrétions du sein maternel ; celui-ci le toucher voluptueux des muqueuses d'enfance, l'effroi frissonnant devant la plaie ouverte ; celui-là convoitera les dissections du corps morcelé ou les rubis liquides chargés de signifiance : « tu es de mon sang ». En ce sens, les inclinations et vocations professionnelles, tirent leur ardeur d'une transgression déjouée... Il ensuit une double contrainte . D'une part, la preuve sociale de leur légitimité est indispensable : à quoi contribuent les reconnaissances en argent, avantages divers et, dans le registre narcissique, les signes de considération, les titres et honneurs. Mais d'autre part, compte tenu du lien inconscient de la satisfaction culturelle avec une jouissance interdite, le sujet doit payer une note de culpabilité. En général, remarquait FREUD, les fatigues, soucis, désagréments dus au travail, y suffisent : nous savons par les cures psychanalytiques que cela peut coûter plus cher, avec surmenage, dépréciation imaginaire, dépression devant la réussite etc. Dans ce cadre général, le potentiel bio-psychique de chaque membre d'un service, laboratoire, ou autre site d'activité, résulte de trois facteurs interdépendants. L'un est topique ; il s'agit du secteur culturel choisi en fonction de ses idéaux du Moi. Le second dynamique, tire puissance permanente des pulsions refoulées au cours de sa construction subjective. Le troisième, dit économique, représente la quantité d'énergie qu'il consacre à la réalisation de l'ouvrage. Compte tenu de ces facteurs, on conçoit que bien des fluctuations puissent affecter une puissance habituelle de travail. Elles réussissent parfois à l'abaisser. Soit que le sujet ait été contraint d'abandonner son choix vocatif, et affecté à une tache étrangère aux idéaux de son narcissisme. Soit que sa bonne volonté ne reçoive pas, lors d'une activité déterminée, le soutien d'énergies pulsionnelles inconscientes. Soit enfin par suite d'une décision consciente d'économiser ses forces. A l'inverse le niveau habituel de puissance peut être momentanément dépassé. Par exemple sous contrainte morale, dans l'acharnement de l'ambition, pour un pari fait à soi-même lors d'une échéance, etc. Notons qu'il s'agit moins, en de telles circonstances, d'une perte de libido que d'entraves à ses modes d'utilisation ; à moins que l'on assiste à un conflit entre des capacités libidinales réelles et les intérêts du Moi. Si l'on se représente la complexité de ces aléas du désir chez les médecins, infirmières, aides-soignantes, cadres ou employés de service, on est obligé d'admettre que l'organisation d'un hôpital, comme celle de chaque entreprise, est soumise à des réalités psychiques qu'elle ne saurait toutes intégrer. Aussi, le bilan financier d'un établissement, s'il découle pour une part de décisions ou indécisions conscientes, s'avère également la résultante d'un bilan libidinal qui, en quelque sorte, l'a autorisé. Un tissu non localisable de satisfactions ou d'insatisfactions a sous-tendu l'efficience de ce que l'on appelle, selon le sens appauvri de la quantification, son « effectif ».

Où conduit l'ensemble de ces constatations ? A poser une question incongrue pour les traités d'enseignement gestionnaire. Le modèle Hôpital-Entreprise est-il compatible avec les obligations et les savoir-faire d'un réel exercice de l'hospitalité ? Car les gestions industrielles, commerciales, bien que leur rudesse y contribue parfois, n'ont jamais pris pour objet de pensée la souffrance de l'homme, non seulement ses douleurs organiques, encore moins ses souffrances psychiques, projets familiaux, ou sociaux que met en impasse la maladie, affaiblissement des énonciations dans la fièvre et la dépendance, angoisse devant l'imminence du silence absolu. Comment dès lors, selon la formule de PASCAL, de telles organisations parleraient-elles de ce dont elles ignorent ? Une illusion courante consiste à croire que les agents de gestion ne demandent qu'à apprendre. C'est oublier que leur préoccupation compte pour peu une telle ignorance. Comme le rappelait LACAN, on connaît, depuis les penseurs grecs, le ressort de toute maîtrise, soit « épistémé », une bonne position du savoir. Elle vise moins à comprendre qu'à exploiter les connaissances et habilités coutumières en relevant leurs failles ou insuffisances. Ceci afin d'obtenir une représentation plus générale, reproductible, et si possible prédictive. C'est ainsi qu'au cours du siècle, un savoir-faire des soignants auprès des malades hospitalisés a été peu à peu subordonné à la science des maladies, à sa méthode, à ses conditions de satisfaction. Ce primat culturel est aujourd'hui consacré par le langage ; les anciens « hospitaliers » sont devenus des « paramédicaux ». Cependant, l'opération de maîtrise médicale au sein des hôpitaux s'est accompagnée d'un partage à minimum des valeurs du monde infirmier. Il était difficile de négliger la réalité quotidienne du souci à l'égard des patients, au seul profit de l'intérêt pour les pathologies. Une zone d'interférence assurait une cohérence thérapeutique entre désirs de diagnostics, de prescriptions, de soins, de réconfort ou de rééducation. Cette zone fut progressivement réduite en raison de l'inflation des techniques bio-médicales. A présent, la rumeur d'excellence des procédés de gestion annonce un déplacement d'idéal d'une autre portée. Il renvoie, dos à dos, les aspirations propres à l'exercice médical et aux soins infirmiers. Tout se passe comme si les « gens de bien » devaient admettre la prévalence d'une idéalisation de l'économie qui propose d'assurer le confort de l'humanité. Les connaissances bio-médicales et paramédicales peuvent alors être subordonnées à une production de savoir dont les significations désignent moins l'argent comme moyen des secours, qu'au titre d'opérateur d'une science d'utilité plus universelle. En appréhendant la santé humaine comme objet de profits ou de pertes, la gestion de l'Hôpital-Entreprise s'inscrit ainsi dans un discours qui l'englobe et dont on connaît, par les médias, la croissante insistance. Des laboratoires ou instituts de recherches multinationaux, des investissements épidémiologiques aux techniques d'imagerie médicale, comme aux procréations induites ou aux manipulations génétiques, le commerce des corps humains est entré en scène. Fils de l'utilitarisme des siècles derniers, il prône ses méthodes au nom du bien général. En témoignent les nombreux colloques ou débats éthiques sur ce qu'il conviendrait d'appeler des transactions légitimes par rapport aux négoces condamnables.

Reste la question que FREUD posait dans « Malaise dans la Civilisation » et que l'on peut appliquer ici. Avec ces « progrès », l'homme malade, comme celui qui le soigne sont-ils plus heureux ? Ou paient-ils l'effacement des troubles physiques d'une taxe morale ajoutée ? Sont-elles mieux réconfortées, les jeunes accouchées sans conjoint ni famille, priées de quitter la maternité trois jours après naissance, et que l'on abandonne avec leurs nouveaux-nés à l'errance d'introuvables foyers ? Est-il contestataire ou désemparé l'homme opéré d'une tumeur qui, cinq jours plus tard assis sur le trottoir d'un centre dit hospitalier accroche au revers de sa veste la pancarte « sans logis ? ». Faut-il citer, pour mémoire, ces personnes âgées de plus de quatre vingt ans, sommées de quitter leur chambre à midi pour relever le pourcentage d'occupation des lits dans quelque autre service de l'établissement ? Ou parlons de ces grabataires souhaitant utiliser un argent, remis « au coffre de l'hôpital » et qui doivent le retirer à quelque Trésorerie Municipale dont le règlement interdit, en dépit de leur invalidité, toute procuration. La liste serait longue de ces cruautés à responsabilités anonymes.

Quant aux « groupes de parole » dont font état les publications officielles que sont devenus nombre d'entre eux sinon des lieux de plaintes désabusées ? On y entend, à huit clos, le désarroi de soignants voyant un abîme se creuser entre les formations reçues et les directives souvent impitoyables qui leur sont signifiées, entre un dévouement qu'elles croyaient estimable et le mépris dans lequel elles le découvrent tenu. Ces malheurs ordinaires n'ont pas à être évalués dans le cadre de cette étude. Nous sommes davantage concernés par le vécu dépressif qui s'ensuit, tant pour les agents que pour ceux dont ils étaient le dernier recours : leurs patients. Et nous frappe moins la fragilité psychique de tel ou tel, que le caractère collectif du symptôme dans le lieu même où s'opère un renversement de valeurs. La plainte subjective ainsi que sa réponse sont dépréciées là où elles étaient reconnues. Là où les indifférences et duretés sociales étaient suspendues, elles sont imposées de l'intérieur. Aussi, un nombre croissant de professionnels et d'usagers se demande si cette répression d'une des plus hautes traditions issues du précepte d'hospitalité, ne prélude pas à son naufrage.

En fait, il s'agit moins d'une réglementation des comportements que du refoulement d'un message : inécoutés ou réduits au silence, les soignants et leurs malades éprouvent le discrédit qui frappe un savoir dont l'élaboration implique la vérité des souffrances. La raison d'une telle disgrâce leur échappe. C'est qu'ils tiennent pour authentique l'attestation du sujet ; autrement dit, leur connaissance se fonde sur la vérité du témoignage. Le malade est-il un vrai ou un faux témoin lorsqu'il exprime sa souffrance ? On sait que la clinique psychanalytique aurait bien à dire sur ce sujet. Cependant une telle interrogation est récusée d'entrée de jeu par la logique d'exactitude des sciences dites utiles. Selon elle, celui qui atteste produit un énoncé irrecevable s'il ne propose pas les moyens d'une vérification, voire d'une prédiction, par quelque reprise de son expérience. Pour que l'attestation soit prise en compte dans le champ du mesurable il faudrait ici que le malheur énoncé, par redoublement et chaque fois identique à lui-même, apporte les possibilités de sa preuve. Il pourrait alors trouver rang dans la catégorie des objets de savoir.

A méditer cette impasse, on voit qu'au sein de l'hôpital l'exclusion d'un discours sur les souffrances singulières est un coup de force perpétré au nom d'une idéologie néo-scientiste. Les abus gestionnaires y trouvent leur alibi. Ils érigent en valeur universelle pour les connaissances sociales, la seule vérité des répétitions. Et bien entendu les volontés de puissance rangées sous la bannière de cette généralisation pourront arguer les succès de la méthode dans d'autres disciplines. Ce n'est point démarche nouvelle. Rappelons la remarque de LEIBNIZ dans ses nouveaux Essais sur l'Entendement humain : « ... les idées qui regardent la quantité ne sont pas les seules capables de démonstrations ; il y en a d'autres qui font peut être la plus importante partie de nos contemplations, dont on pourrait déduire des connaissances certaines si les vices, les passions et les intérêts dominants ne s'opposaient directement à l'exécution d'une telle entreprise » [30]. Ainsi le discrédit, voire le mépris affiché à l'égard d'un savoir dont les démonstrations en appellent au témoignage, s'habille aujourd'hui comme hier des habits vertueux de la quantification.

La psychanalyse dérange, à éclairer le socle d'ombre qui soutient une telle disposition d'esprit. C'est que la répétition, par les productions stables qu'elle permet, constitue la prime d'assurance à laquelle tiennent

[30] **LEIBNIZ** ***Nouveaux essais sur l'entendement humain*****. Ed Flamarion**

le plus les acteurs d'économie marchande pour préserver un maintien ou une expansion de jouissances. Entendons nous. Le contrat vise moins les biens, rémunérations, ou autres habituelles conséquences, que la satisfaction obtenue, au jour le jour au nom de la «vérité». De quel ordre est-elle ? Pour dire bref, jouir de l'évidence est le principal plaisir des sciences bureaucratiques. On le sait, cette évidence n'advient que par l'écriture. Textes, tableaux, chiffrages, graphiques et autres représentations inscriptibles en constituent le moyen. De la page de registre à l'écran d'ordinateur, une accumulation infinie d'apparitions logiques se propose au regard du pouvoir gestionnaire. Il convoite leurs combinatoires comme le médecin, disait la Rig-Véda, convoite la maladie. Pour concrétiser ce propos, citons une récente directive adressée à des aides-soignantes : « Ecrire tout ce que vous faites ; faire tout ce que vous écrivez ». Nécessité de contrôle assure-t-on. En fait, il est clair qu'à observer une telle prescription, la codification des gestes et leur muette inscription vont se substituer à la réalité des soucis comme à celle d'entretiens nécessaires, partagés avec les patients. Un temps précieux, consacré au labeur de transcription sera confisqué pour la pratique relationnelle. Mais ce qui paraît incohérent pour le vécu d'une authentique relation soins renvoie ici à une autre cohérence. Plus elle se dégage des contraintes de l'échange inter-humain, mieux la représentation administrative est apte à procurer jouissance de la virtualité des êtres et des choses. Qu'est-ce qu'un malade virtuel ? ce par quoi il est hors corps et hors parole ; par exemple un indice objectivable de coûts et recettes qui peut à chaque instant être comparé à d'autres indices selon telle grille de symptômes. Qu'est-ce qu'un agent hospitalier virtuel ? Une unité de coût social et technique comparable à d'autres dans quelque tableau de comportements définis, de protocoles, de séquences opératoires etc. Le réseau de ces combinatoires virtuelles est indéfiniment renouvelable. Si bien que la quête de son extension semble la voie rationnelle de maîtrise de l'ensemble des faits ou événements représentables. Pourtant, le coût logique de ces déterminations, aspects, ou rapports, existe bien. Il a pour prix une réduction de la réalité à ce que la théorie de la connaissance appelle des « idées vraies incomplètes ». L'objectivation administrative ne peut se développer et alimenter son système d'évidences que par un puissant refoulement de pans entiers de la condition humaine et clinique. Ils deviennent le terreau latent de ses méconnaissances. A entendre nombreux chargés d'administration on doit d'ailleurs reconnaître, qu'en conscience, tels ou tels se posent la question du bien fondé de leur démarche. Simplement ils ne peuvent se désolidariser d'une communauté de travail à laquelle ils appartiennent et qui repousse indéfiniment l'examen du non-commensurable. En ce sens, au sein de la vie hospitalière, la dogmatique gestionnaire ne commet pas d'erreurs ; elle s'accorde une part d'illusion.

## 2

## Sous l'emblème de la Croix rougie

Les décisions accompagnant le projet d'une Croix Rouge Internationale, voici un siècle environ, ne laissaient guère prévoir l'omniprésence de son emblème sur les hôpitaux civils ou autres institutions de soins dispersés aujourd'hui à travers le monde. Quels qu'aient été les talents et mérites des hommes, on perçoit bien que la puissance évocatrice du symbole n'est pas étrangère à l'accueil qui lui a été réservé. En Europe la mentalité collective témoigne à son égard d'une immédiate considération. Si les pays d'Islam lui ont substitué le Croissant, c'est en raison d'une répétition figurative. Le symbole évoquait trop celui des Templiers qui, durant trois siècles avait accompagné les errances de la chrétienté du désert. Idéalisée par les prêches de Saint Bernard ou la mort de Saint Louis, la croix écarlate avait cautionné maints pillages ou assauts cruels. Elle fut honnie. Et si la tradition occidentale se souvenait de sa présence sur les commanderies où l'on avait pansé les blessures, l'Islam ne pouvait oublier son ombre portée sur tant de morts et de désolations. Les colonisations ont ravivé ce passé. Cependant, plus que ces faits d'histoire nous intéresse le choix symbolique ainsi que les raisons qui en furent données. Pourquoi rassembler sous l'égide d'une croix rouge des chevaliers, moines, infirmiers, pèlerins marchant vers Jérusalem ? Le texte des Retraits de l'Ordre du Temple stipule que la blancheur des tuniques ou étendards représente l'abstinence sexuelle qui favorise dans les combats « sûreté de courage et santé du corps ». Quant à la croix d'étoffe rougie « elle sera portée sur le côté gauche, au dessus du cœur ». Rappelons que pour la pensée grecque, puis méditerranéenne, ce « sur-cœur » était considéré comme le signe organique de la force morale. Bien entendu, chez les chrétiens la croix était « un signe triomphal » de la victoire sur la mort. Mais pourquoi rouge ? On a écrit que cela représentait, dans la tradition médiévale, le sang versé par le Christ.

Toutefois le langage héraldique, conformément à l'étymologie, apporte une précision. Il s'agit de rouge « gueules ». Le terme vient du latin « gula » qui désigne le gosier et se confond dans l'usage franc avec le mot gaulois « geusias » indiquant les bords du gosier. Autrement dit la croix est à teinter de rouge sang de gorge. Or cette teinture particulière ne peut manquer d'attirer notre attention. Elle renvoie à des significations antérieures, de caractère sacré ou initiatique. Souvenons-nous par exemple qu'avant l'ère chrétienne, les momies et représentations de pharaons portaient déjà la croix ansée, symbole d'aboutissement de l'initiation, et que le rouge sang apparaissait dans de nombreuses iconographies orientales sous forme de flèches croisées, croix potencées etc. Ne sait-on d'ailleurs, par de nombreux textes, que les Pères de l'Eglise ne négligèrent nullement l'assimilation d'images véhiculées par des cultures antérieures dans la symbolique d'une chrétienté en expansion ? Comme le remarque Mircéa ELIADE, « l'histoire ne réussit pas à modifier radicalement la structure d'un symbolisme immanent ».

Au-delà des sociétés de l'aire indo-européenne, la croix rougie de sang fut un symbole initiatique utilisé lors des cérémonies totémiques. Nous en connaissons l'emploi grâce aux travaux des anthropologues, et plus particulièrement, ceux de Geza ROHEIM. Ils lui valurent le prix de l'Association Internationale de Psychanalyse [31]. Dans le rituel totémique australien sont présentés au néophyte divers instruments accompagnant les danses et les chants. Puis tandis qu'on le circoncit sans anesthésie, lui est montré un objet sacré, le « Waninga ». Un adulte qui s'approche l'a élevé au dessus de sa propre tête. C'est, disent les aborigènes, une représentation du père et de la mère liés dans l'acte sexuel dont est né le jeune homme. Cet appareil est confectionné avec deux bâtons mis en croix et trempés dans le sang des circoncisions et des subincisions de plusieurs initiés. Les extrémités de la croix sont parfois reliées par des cordelettes tressées avec des cheveux, évoquant les poils pubiens. Le Waninga est sacré parce qu'au delà de la figuration sexuelle il représente un ensemble immuable d'explications. Toute filiation, c'est-à-dire participation aux actions de la communauté adulte suppose la reconnaissance des deux lignées de sang, symbolisées par le principe masculin, axe vertical de la croix rougie, et le principe féminin, son axe

---

[31] **Geza ROHEIM** ***l'Enigme du Sphinx.*** **PB Payot - Psychanalyse et Anthropologie. Ed Gallimard**

horizontal. Ensuite, plusieurs Waninga seront rapprochés l'un de l'autre. Ils formeront « la barrière ». Ceci pour transmettre au jeune initié la signification de l'interdit du parricide et de l'inceste.

Sans aborder ici d'autres aspects du totémisme, soulignons simplement que la croix rougie de sang humain y apparaît comme le symbole fondamental d'une transmission. Il condense, à l'occasion de la chirurgie rituelle, une figuration des origines parentales, la douleur à surmonter pour expier les fantasmes coupables, la loi d'identification de l'adolescent désirant aux adultes de la génération précédente sa capacité de prendre la parole dans les assemblées. « Nous montrons aux jeunes gens – commentait un aborigène- comment les ancêtres s'y prenaient, comment nous-mêmes avons subi la peine de la circoncision et comment, après avoir subi cette épreuve, ils pourront participer à nos chasses, nos sacrifices et nos rituels »[32].

Quelques remarques sont ici nécessaires. Tout d'abord, rappelons que loin d'être le rituel exclusif des sociétés de chasseur célébrant un totem, la circoncision a été et demeure une intervention traditionnelle pour une part importante de l'humanité. Sans doute, comme l'a écrit un anthropologue, était-elle « au commencement ». Puis ont eu lieu des déplacements, attestés par différentes cultures, sous la forme de « blessures symboliques » dont Bruno BETHELHEIM et d'autres ethnologues ont montré les significations. Incisions rituelles du bras, de l'épaule, de la joue, etc. Pour la civilisation occidentale, s'est imposée une conversion de nature différente. Sous l'impulsion de l'apôtre Paul, le rituel chrétien a remplacé la circoncision de la chair par « la circoncision du cœur ». Dès lors, la transmission des conceptions morales et religieuses allait s'effectuer hors des pratiques d'initiation sur le réel des corps. Le mémorial des anciennes fêtes sacrées de la communauté humaine pouvait privilégier un symbolisme végétal où le froment se substituait à la chair et le vin au sang. Nous devons sans doute à cette mutation la disjonction progressive, aujourd'hui décisive, entre l'ordre de pensée des chirurgies ou médecines de l'étendue corporelle et celui des élaborations dogmatiques touchant à la faute, à l'expiation, à l'identification de l'homme dans la chaîne des générations. Surtout nous sommes les

---

[32] **Geza ROHEIM Op. Cité**

héritiers d'une nouvelle préoccupation symbolique. Dans la quête des données originaires, l'intérêt pour les mystères de la conception et de la reproduction sexuée des corps a cédé en importance devant l'énigme de la. perpétuation de la parole. En elle, a été cerné l'apanage de l'humanité, sa différenciation, la plus spécifique et la clé de son destin. On connaît la proclamation solennelle de Saint Jean « Au commencement était le Verbe ».

Les points de vue relevant de l'histoire des religions n'entrent pas dans notre propos. Nous rappelons ces évolutions parce qu'elles éclairent un renouvellement iconographique. Si l'on examine les constructions géométriques de nombreuses croix telles que la swastika, la potence égyptienne ou l'emblème celte, on remarque que leurs décorations étaient simples et de compositions abstraites. Dans la chrétienté européenne, parallèlement à la production de textes dogmatiques ou pastoraux commentant l'incarnation du Verbe, l'ornementation de la croix s'est modifiée. Elle a renoué avec le corps humain. Les représentations du Fils souffrant y ont rappelé le sang versé. Mais ce n'était plus celui, réel, des croix initiatiques. A l'emblème sanglant du don de la sexualité pour l'avenir du clan, faisait écho l'effigie d'une vie donnée pour l'avenir spirituel de l'humanité.

Pourtant, la teinture écarlate devait faire retour dans les blasons ou drapeaux d'Occident. Ce serait en des occurrences particulières la liant aux violences guerrières qu'entraînait la pulsion de destruction des hommes. Elle accompagnerait maintes croisades religieuses ou politiques entreprises au nom de causes dites sacrées qui justifièrent le sacrifice de vies innombrables. Nouvelles blessures qui susciteraient de nouveaux dévouements durant les combats ou lors des trêves. Aujourd'hui, des hôpitaux militaires aux institutions civiles, la croix rougie de sang impose à nos mémoires le poids millénaire de ses significations.

Pour mieux comprendre la portée psychologique de cette pérennité, posons-nous la question : qu'est-ce qu'un emblème ? Par définition sa représentation concerne les générations présentes, précédentes ou à venir. Il s'agit, dans la transmission historique, d'une forme immuable et qui, par conséquent touche à l'esthétique. Ce rapport au beau est notifié par la compréhension même du terme, en grec « emblématos », qui veut dire « ornement ». Les institutions occidentales, comme celles qui les devancèrent ont toujours pris grand soin de codifier semblables configurations. Dans « l'Empire de la Vérité » [33] P. LEGENDRE a montré comment leur présence, au sein de la tradition dogmatique, a traversé les régimes politiques. Une question vient alors à l'esprit : en quoi une telle « forme » esthétique est-elle opérante dans la conduite sociale ? D'où tire-t-elle son influence ? On peut formuler ainsi la réponse : en ce qu'elle indique une fonction législatrice en même temps que « dispense d'apprendre ». Expliquons-nous. L'organisation régulatrice de la forme, par exemple la croix du Temple, n'est pas laissée au hasard ; ne serait ce qu'à l'occasion de ses répétitions. Une loi de composition est attachée à l'objet emblématique bien que lui même n'ait d'autre fin que d'être donné à voir. Au delà de son apparence est donc imposé à tous un critère de perfection. Il comprend, comme l'écrivait KANT, « une quantité esthétique d'universalité ». Aussi une telle représentation, dans et par sa norme, implique-t-elle l'obédience implicite de la foule à un jugement. Chacun adhère à l'édit sous entendu que voici : pour signifier ce qu'il a à signifier, la figuration est celle qui convient. Cependant aucuns de ceux qui perçoivent l'emblème ne rencontrera le juge-fondateur qui puisse enseigner les causes et les règles d'une telle construction. L'origine du jugement se situe dans un lieu idéal ou mythique ; nul ne peut y écouter ou apprendre. Simplement de ce lieu surgit la vérité d'un Savoir avec lequel il faudra compter. Et si nous évoquons à ce propos différentes présences de la croix rougie au cours de l'Histoire, nous décelons l'invariance d'un message. L'emblème indique, avant toute parole, qu'il y a un savoir légal sur la jouissance ou la souffrance de nos corps. Bien entendu varient les circonstances où il est proposé. Pour la société contemporaine l'omniprésence des répétitions figuratives désigne les organisations où vaut un tel Savoir ; ce sont les lieux de soins ou de médecine.

Je suis donc concerné si j'entre à l'Hôpital. Mais quels désirs seront mis en jeu à l'égard de mon corps, de mes organes, de mon sang, de mes douleurs, de ma vie ? Bien qu'il légitime la proximité de tels désirs, je ne puis interroger le symbole. Il reste muet. Alors, puisqu'un discours dominant l'honore, je me dis qu'il ne peut s'agir que de mon bien. Et me voici, aussitôt, apprenti en espérance. Pourquoi une si prompte adhésion que le sens commun va conforter ? Parce que la dépendance que subit

---

[33] **P. LEGENDRE** ***l'Empire de la Vérité.*** **Ed Fayard**

mon être malade n'est pas nouvelle mais retrouvée. Parce que la présence silencieuse de l'image imposée mobilise à nouveau les défenses contre l'angoisse qui ont prévalu dans ma préhistoire. J'ai été ce corps immergé dans les douleurs, propice aux soins, percevant et mémorisant des figurations d'avant la parole. J'ai connu dans la tension ou le plaisir le retour d'images puissantes dont les raisons ne me parviendraient que plus tard par les signifiants de Celle ou Celui qui sauraient les dire. Dans ma mémoire inconsciente où le temps est suspendu, l'expérience d'impuissance que j'affronte retrouve celles du précoce grabataire que je fus. En nouveau désarroi, comment échapperais-je à ce passé dont résonne aujourd'hui ma condition ? Et quelle sera un fois encore ma sauvegarde. J'attends de l'Autre un savoir indiqué.

Dire que l'imposition de l'emblème réveille des traces aussi archaïques c'est souligner son ressort. C'est aussi rappeler la nécessité d'idéalisation du savoir qui lui est associé. Des douleurs du jeune initié à la soif des croisés du désert ou à l'épuisement des pèlerins de Compostelle, du blessé de Verdun à l'entrée du malade en service d'urgence, l'histoire de la croix rouge coïncide avec celle d'un discours social qui a promu devant la souffrance humaine tantôt le mythe des origines la théologie du salut, tantôt la raison politique ou les sciences de santé. L'expérience commune enseigne d'ailleurs en quoi de telles promotions intéressent le sujet. Tant qu'il croit en la vertu du symbole il peut contenir son anxiété. Mais s'il lui semble y percevoir l'indication de quelque perversité, non plus le signe certain d'un épreuve visant son bien mais peut être celui d'un pouvoir l'abandonnant au mal, il entre, pour reprendre l'expression de FREUD, en « détresse psychique ». L'angoisse fondamentale fait alors retour dans le Moi.

A vrai dire, qu'il se soit agi d'initiations, de guerres, de pèlerinages ou qu'il s'agisse de maladies, la considération emblématique entraîne une part subjective d'indécision. Quel sens, concernant la jouissance ou la souffrance de nos corps va dégager ce savoir supposé à l'Autre ou aux représentants de sa puissance ? Aujourd'hui à l'hôpital, au-dessus des lits de fièvre, la croix écarlate, par son image muette comme par ses commémorations publiques rappelle à chacun ce qu'au fond, il a toujours pressenti : « il n'y a qu'une alternative : vivre au pluriel ou mourir seul »[34]

[34] **Marc AUGE** ***Le Dieu Objet*** **. Ed Flamarion**

Etre encore pour autrui ou n'être que pour des ombres. Or, qu'entend-on ? Si la réponse affichée par les autorités ou les médias reconduit un idéal traditionnel d'altruisme, la réalité quotidienne dévoile peu à peu les lois d'un autre discours. Le nombre croissant d'hommes et de femmes qui, dans les services publics et pourtant déserts, endurent une mort solitaire interroge la cité. Il n'est plus question d'adoption, ni de respect des filiations, ni d'honneurs rendus. Tout se passe comme si les relations de communauté devaient être brisées, comme si la vie plurielle coûtait trop cher au regard de ce qu'elle soutient. Asymptote zéro dans le bilan commercial des soins. Sombres propos dira-t-on. Pourtant les symptômes du malaise dans la société sanitaire et sociale indiquent leur actualité : drame de la transfusion sanguine, officines privées de procréation médicale assistée, achats d'organes dans le tiers monde, liquidations euthanasiques, bénéfices attendus de molécules humaines, prescriptions budgétaires de normalisation des traitements de pathologies corporelles, amortissement des coûts de réductions embryonnaires etc. Compte tenu de ces préoccupations d'affairistes du corps humain, la signification de l'emblème cruciforme devient ambiguë. Demain, à contre histoire, les hospitaliers vont-ils accepter que soit aboli le primat de la parole échangée sur la commune matérialité des organes ? Ou devront-ils accomplir des gestes techniques dans une succession de naissance, de rétablissements, d'invalidations, de sénescences, de décès, appréhendés comme de plus ou moins coûteux événements biologiques ? Aux prises avec une telle dégradation du sens de leurs actes, les soignants pourraient reprendre à leur compte la remarque de FREUD : « Si nous reprochons à juste titre à notre civilisation actuelle de réaliser aussi insuffisamment un ordre vital propre à nous rendre heureux –ce que pourtant nous exigeons d'elle- ainsi que de laisser subsister tant de souffrances vraisemblablement évitables ; si d'autre part nous nous efforçons, par une critique impitoyable, de découvrir les sources de son imperfection, nous ne faisons, certes, qu'exercer notre bon droit ; et en cela nous ne nous déclarons pas ses ennemis » [35].

Certes, aucune institution n'est parfaite. Peut être même demeure-t-elle quelque peu inguérissable. Et quels que soient les enjeux hospitaliers à

---

[35] **S. FREUD** ***Malaise dans la Civilisation*****. Ed P.U.F**

venir, la croix rougie subsistera longtemps au fronton des établissements de soins. Souhaitons qu'elle n'y soit pas ravalée au rang de logo publicitaire. Nul ne se soucierait alors de la signification conflictuelle qu'elle a véhiculée au cours de l'histoire humaine : cette énigme de l'incarnation du symbolique qui hante notre destin.

*  *
*

***Collection Psycho-Logiques***
*dirigée par Philippe Brenot et Alain Brun*

Sylvie PORTNOY-LANZENBERG, *Le pouvoir infantile en chacun, Source de l'intolérance au quotidien.*
André DURANDEAU, Charlyne VASSEUR-FAUCONNET (sous la dir. de), *Sexualité, mythes et culture.*
Claire SALVY, *Jumeaux de sexe différent.*
Maurice RINGLER, *La création du monde par le tout-petit.*
Loick M. VILLERBU, *Psychologues et thérapeutes, sciences et techniques cliniques en psychologie.*
Michel LARROQUE, *Hypnose, suggestion et autosuggestion.*
Sylvie PORTNOY, *L'abus de pouvoir rend malade. Rapports dominant-dominé.*
Raymonde WEIL-NATHAN (sous la dir. de), *La méthode éleuthérienne. Une thérapie de la liberté.*
Patricia MERCADER, *L'illusion transsexuelle.*
Alain BRUN, *De la créativité projective à la relation humaine.*
Pierre BENGHOZI, *Cultures et systèmes humains.*
Dr POUQUET, *Initiation à la psychopathologie.*
Dr POUQUET, *Conduites pathologiques et société.*
Geneviève VINSONNEAU, *L'identité des Françaises face au sexe masculin.*
Paul BOUSQUIÉ, *Le corps cet inconnu.*
Roseline DAVIDO, Le DAVIDO-CHAD, *Le nouveau test pschologique : du dépistage à la thérapie.*
Sylvie PORTNOY, *Création ou destruction, autodestruction.*
Jacques BRIL, *Regard et connaissance. Avatars de la pulsion scopique.*
Michel POUQUET, *L'adolescent et la psychologie.*
Marie-Pierre OLLIVIER, *La maladie grave, une épreuve de vie.*
Loïc M. VILLERBU, Jean-Luc VIAUX, *Ethique et pratiques psychologiques dans l'expertise.*
Michel LARROQUE, *Esquisse d'une philosophie de l'amour.*